QUELQUES CONSIDÉRATIONS

SUR LES

TUMEURS DU CERVELET

PAR

JEAN-FIRMIN MACABIAU

DOCTEUR EN MÉDECINE,

ANCIEN ÉLÈVE DES HÔPITAUX DE PARIS.

AVEC 10 TABLEAUX SYNOPTIQUES D'OBSERVATIONS

PARIS

A LA LIBRAIRIE SCIENTIFIQUE DE M. MARQUIS

14, RUE MONSIEUR-LE-PRINCE, 14

1869

QUELQUES CONSIDÉRATIONS

SUR LES

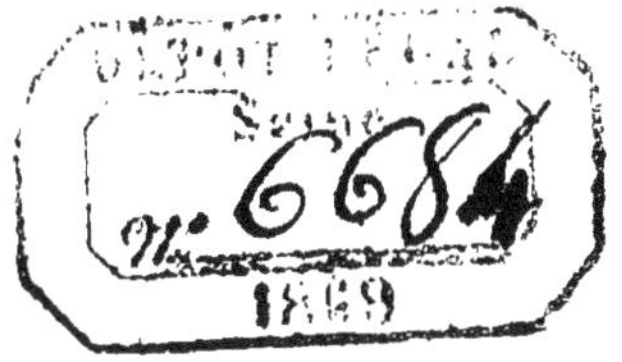

TUMEURS DU CERVELET

PAR

JEAN-FIRMIN MACABIAU

DOCTEUR EN MÉDECINE,

ANCIEN ÉLÈVE DES HÔPITAUX DE PARIS.

PARIS

A LA LIBRAIRIE SCIENTIFIQUE DE M. MARQUIS

14, RUE MONSIEUR-LE-PRINCE, 14

1869

INTRODUCTION

En choisissant pour sujet de ce travail les tumeurs du cervelet, nous n'avons pas eu l'intention de traiter complétement une question si complexe et encore si peu connue. Nous nous sommes efforcé seulement de rechercher, d'après les faits que nous avions observés nous-même et les observations que nous avons pu recueillir dans les auteurs, les principaux caractères des tumeurs cérébelleuses, et d'arriver ainsi, par une analyse minutieuse et attentive, au diagnostic différentiel de ces tumeurs d'avec les autres productions accidentelles qui peuvent se développer dans les autres points de l'encéphale.

Nous n'avons pas la prétention d'avoir élucidé les nombreux problèmes qu'il reste encore à résoudre; nous laissons à de plus habiles et à de plus autorisés le soin de compléter cette étude, et nous serions heureux si nos faibles efforts avaient pu contribuer à faciliter des recherches ultérieures et à appeler l'attention sur un des sujets les plus intéressants de la physiologie et de la pathologie cérébrales.

Nous avons cru devoir faire précéder notre travail de quelques considérations anatomiques et physiologiques qui nous ont paru nécessaires pour la saine interprétation des divers phénomènes morbides. Ce n'est en effet que par cette étude comparée qu'on peut arriver à distinguer clairement les symptômes propres aux lésions du cervelet et des troubles des organes voisins qui les accompagnent si souvent, et viennent ainsi compliquer la scène morbide. Ainsi éclairées l'une par l'autre, la physiologie et la pathologie se prêtent un mutuel appui, et l'étude des phénomènes morbides n'est pour ainsi que le corollaire et le complément de celle des fonctions normales

QUELQUES CONSIDÉRATIONS

SUR LES

TUMEURS DU CERVELET

ANATOMIE DU CERVELET.

Le cervelet est la portion de l'encéphale située entre l'occipital et la tente du cervelet qui le sépare de la face inférieure du lobe postérieur du cerveau. Isolé des appareils cérébraux spinaux proprement dits, ce n'est que par l'intermédiaire des fibres de ses pédoncules qu'il s'y rattache. Ainsi il est uni : 1° au cerveau par deux prolongements blancs qui forment les pédoncules cérébelleux supérieurs; 2° à la protubérance par les pédoncules cérébelleux moyens; 3° au bulbe par les pédoncules cérébelleux inférieurs; son poids est à celui du cerveau comme 1 : 8, par conséquent 150 gr. environ.

Conformation extérieure. — Il présente à étudier deux faces et une circonférence.

Face supérieure. — Elle est convexe dans sa partie médiane, plane dans ses parties latérales. La partie médiane et saillante a été appelée *vermis superior;* elle est recouverte par la tente du cervelet.

Face inférieure. — Elle répond par sa partie moyenne au bulbe, et par ses côtés latéraux aux fosses occipitales inférieures. On y trouve sur la ligne médiane une scissure qui permet de distinguer les deux hémisphères cérébelleux et au fond de ce sillon une saillie, *vermis inferior*, qui, se continuant en arrière avec le *vermis superior*, forme le lobe médian du cervelet. L'extrémité antérieure du vermis inferior constitue la luette qui est libre et plonge dans le quatrième ventricule. De chaque côté de la luette, il part un petit repli qui se dirige vers le lobule du nerf vague : c'est la valvule de Tarin.

Circonférence et surface. — La circonférence du cervelet a une forme ovale et possède une échancrure en avant pour loger la protubérance, et une autre en arrière pour la faux du cervelet.

Cette partie de l'encéphale ne présente pas de circonvolutions comme le cerveau, mais bien des lames et des lamelles séparées par des sillons au nombre de 700 environ. Il en est un qui sépare le cervelet en deux moitiés, supérieure et inférieure, et qui a reçu le nom de centre circonférentiel de Vicq d'Azir. A la face inférieure se trouve le lobule du bulbe rachidien ou tonsille. Ce lobule est très-saillant et est placé sur les côtés du bulbe. En avant et immédiatement au-dessous du pédoncule cérébelleux moyen, on trouve encore un lobule plus petit : c'est le lobule du nerf vague ou pneumogastrique

2° *Rapports.* — Le cervelet recouvre, en procédant de haut en bas, la valvule de Vieussens, les pédoncules cérébelleux supérieurs, le quatrième ventricule, la protubérance et le bulbe; il est en rapport en haut avec la tente du cervelet et en bas avec l'occipital.

Nous ne nous attacherons pas davantage à la conformation extérieure du cervelet, qui nous intéresse beaucoup moins que la conformation intérieure.

3° *Conformation intérieure du cervelet.* — Elle offre à étudier de dehors en dedans :

1° La substance grise ou périphérique ;
2° La substance blanche;
3° Les corps rhomboïdaux.

1° La substance grise est formée de deux couches différentes assez mal limitées. La couche interne, mince, grisâtre, se compose de quelques cellules assez volumineuses et d'un très-grand nombre de cellules assez petites pour que beaucoup d'entre elles aient été considérées comme de simples noyaux; la couche externe qui n'est pas nettement séparée de la précédente, comme je l'ai déjà dit, s'en distingue par sa mollesse et par sa coloration jaune-rouille. Elle est composée de grosses cellules et d'autres plus petites, un peu plus grosses cependant que celles de la couche interne.

Les grosses cellules donnent naissance aux cylinder axis de la fibre nerveuse, tandis que les autres éléments de cette fibre partent des petites cellules. Puis les fibres nerveuses, étant constituées, se réunissent pour former l'axe de chaque lamelle. Elles s'associent ensuite successivement à celles venues des lamelles voisines et forment la partie centrale d'une lame. Celles des lames s'unissent de même pour former la partie centrale des lobules et toutes ensemble forment la substance blanche. Ces divisions dichotomiques des fibres blanches au milieu de la substance grise, donnent sur des coupes horizontales et transversales l'aspect de feuilles de fougère. Aussi a-t-on donné à cette disposition le nom d'*arbre de vie*.

2° *Substance blanche du cervelet.* — Nous venons de voir comment les diverses fibres de cette substance partent de la substance grise périphérique. Après s'être réunies pour former l'axe de chaque groupe de circonvolutions elles vont toutes aboutir, suivant des directions variables, à la surface externe des corps rhomboïdaux, s'y implantent fibrille par fibrille et se mettent ainsi en connexion avec les grosses cellules anastomosées qui s'y trouvent en abondance. Elles ne paraissent pas se prolonger au delà.

3° *Corps dentelés ou rhomboïdaux.* — Ils ont l'aspect de deux dépôts de substance grise au sein des fibrilles de la substance blanche ambiante. Ils sont constitués par une lame de substance jaunâtre, sinueuse, plissée sur elle-même et affectant la forme d'une bourse dont la partie ouverte répond aux angles latéraux du quatrième ventricule. Ces corps se composent d'un grand nombre de cellules nerveuses, au milieu desquelles les fibres blanches se dissocient. Ces cellules envoient les fibres efférentes pédonculaires. On voit en effet partir de la surface interne des corps rhomboïdaux, une masse de fibres blanches qui sont les fibres initiales des pédoncules cérébelleux.

La substance que Virchow a décrite dans le cerveau et dans la moelle sous le nom de névroglie, existe aussi dans le cervelet. C'est une substance qui sépare les divers éléments du tissu nerveux. Tantôt elle ressemble à du tissu connectif et tantôt elle est molle et ressemble à une substance amorphe ou granuleuse. La substance fondamentale de la névroglie est molle et est sujette à une facile désorganisation. Au microscope elle a un aspect granuleux et présente des éléments cellulaires, sphériques, fusiformes, ramifiés, parsemés à une certaine distance les uns des autres. Nous verrons dans l'étude de l'anatomie pathologique comment la névroglie peut donner naissance à certaines tumeurs dans le cervelet aussi bien que dans le cerveau.

FIBRES EFFÉRENTES DU CERVELET OU PÉDONCULES.

1° *Les fibres efférentes les plus inférieures ou pédoncules cérébelleux inférieurs* se dirigent en avant, en bas et un peu en dehors pour pénétrer à travers les éléments nerveux de la région bulbaire. Elles embrassent la surface externe de l'olive et la face antérieure des pyramides antérieures du même côté, puis se dirigent en arrière, s'entre-croisent avec celles du côté opposé, et après avoirpénétré dans le corps olivaire du côté opposé, elles se confondent avec les prolongements de ses cellules nerveuses. Quelques-unes de ces fibres cependant ne s'entre-croisent pas, car avant d'arriver au sillon antérieur de la région elles s'arrêtent pour constituer, d'après M. Luys, les premiers linéaments de la substance grise cérébelleuse périphérique des régions antérieures de l'axe spinal.

2° *Les fibres efférentes moyennes ou pédoncules moyens* se divisent en deux faisceaux, l'un superficiel, l'autre profond, qui se dirigent en avant et en dedans et vont s'entre-croiser sur la ligne médiane avec leurs homologues pour se terminer au milieu des réseaux de cellules qui constituent la substance grise du côté opposé. Ces pédoncules font partie de la protubérance dont ils constituent surtout la couche grise superficielle. Le lobule du pneumogastrique et le nerf auditif répondent à leur bord inférieur.

3° *Les fibres efférentes supérieures ou pédoncules cérébelleux supérieurs* (*processus cerebelli ad testes*) sont deux cordons blancs qui émergent, comme les précédents, de la cavité des corps rhomboïdaux. Ils sont arrondis et aplatis de haut en bas. Leur face supérieure est libre en arrière et recouverte en avant par le ruban de Reil et les tubercules quadrijumaux sous lesquels ils passent. Leur face inférieure forme en partie la voûte du quatrième ventricule. Leur bord interne donne insertion à la valvule de Vieussens. Leur bord externe forme le bord externe du plan supérieur de l'isthme et répond en avant au ruban de Riel.

Ces pédoncules se dirigent un peu obliquement d'arrière en avant et de dehors en dedans. Ils se rencontrent bientôt et vont se perdre, d'après M. Luys, après s'être entre-croisés fibrille à fibrille dans deux amas géminés de substance grise situés de chaque côté de la ligne médiane. Ce sont deux petits noyaux arrondis, gris rosé, mesurant de $0^{m},007$ à $0^{m},008$ de diamètre que M. Luys a appelés *olives* supérieures, parce qu'ils reçoivent les fibres pédonculaires supérieures, de même que les olives inférieures reçoivent les fibres pédonculaires inférieures. D'après le même auteur, les fibres pédonculaires supérieures viennent s'amortir dans les cellules de ces noyaux, et de ces derniers partent des fibres nouvelles qui vont aboutir dans la substance grise du corps strié en se combinant avec celles des fascicules spinaux antérieurs.

PHYSIOLOGIE.

Pendant bien longtemps les fonctions du cervelet ont été complétement inconnues. Ainsi il a été regardé tour à tour comme l'organe de l'âme, comme l'organe de la sensibilité, comme la source de tous les mouvements, comme l'excitateur des fonctions de la génération, etc.; mais aujourd'hui les physiologistes sont arrivés dans leurs expériences à des résultats si constants qu'on ne peut leur opposer aucune contestation sérieuse.

Avant de discuter les diverses opinions qui ont été émises à ce sujet pour voir quelle est la meilleure, nous devons mentionner que tous les physiologistes reconnaissent l'insensibilité de la substance propre des lobes cérébelleux. Et, en effet, l'anatomie nous fait constater l'absence complète d'éléments spinaux sensitifs allant se distribuer au milieu de la substance du cervelet.

D'après M. Vulpian (1), cependant, la substance

(1) Leçons sur le système nerveux.

blanche serait sensible au voisinage des racines des pédoncules. « La compression à ce niveau, dit-il, détermine de la douleur et des convulsions du corps, de la face et des yeux. Budge et Wagner sont aussi de cet avis.

Willis (1) regardait le cervelet comme présidant aux mouvements involontaires et aux fonctions de la vie organique, et voici comment il s'exprime : « Cerebelli officium esse videtur spiritus animales ner-« vis quibusdam suppeditare, quibus actiones invo-« lontariæ (cujusmodi sunt pulsatio, respiratio, ali-« menti concoctio, chyli protusio et multæ aliæ), quæ « nobis insciis aut invitis constanti ritu fiunt pera-« guntur.» Ces idées ont eu autrefois beaucoup de partisans, mais elles sont depuis longtemps complétement abandonnées; et il n'est pas difficile d'en prouver la fausseté. En effet, comme le fait observer M. Longet, les fonctions de la vie nutritive ne sont pas notablement troublées en général, soit dans les lésions expérimentales du cervelet, soit dans les faits pathologiques, si ce n'est quelquefois la respiration à cause de la moelle allongée.

D'après le même auteur, le cervelet serait encore l'organe de la musique, à cause de ses relations avec le nerf acoustique.

D'autres après lui en firent le siége de la mémoire.

(1) Anatome cerebri, ch. 15, p. 113; Amsterdam, 1683.

En 1769, Saucerotte, après plusieurs expériences faites sur des chiens, déclara que le cervelet donnait naissance aux nerfs des muscles du dos, du cou et des yeux, et que les lésions de la partie centrale de cet organe causaient la vivacité du sentiment.

En même temps que Saucerotte, Pourfour du Petit (de Namur), Lapeyronie et plus tard Foville et Pinel-Grandchamp (1), Dugès ont fait du cervelet le foyer de la sensibilité générale (sensorium commune). Cette idée est complétement fausse ; car les corps restiformes ne contiennent pas les prolongements des cordons postérieurs de toute la longueur de la moelle, et d'ailleurs les faisceaux postérieurs de la moelle ne sont pas les voies par lesquelles les impressions sont transmises directement de la périphérie à l'encéphale. L'expérimentation, du reste, n'a jamais donné de troubles de la sensibilité, et bien souvent le cervelet a été atteint de lésions considérables sans le moindre affaiblissement de cette sensibilité. Il peut y avoir quelquefois exaltation de cette dernière : mais il faut attribuer à la stimulation par voisinage des parties qui transmettent les impressions plutôt qu'à la lésion du cervelet. N'avons-nous pas d'ailleurs signalé la complète insensibilité du centre de cet organe chez les animaux vivants.

(1) Recherches sur le siége spécial des différentes affections du système nerveux, 1823.

En 1809, Rolando pratiqua un grand nombre d'expériences sur les animaux des quatre classes des vertébrés et en conclut que le cervelet est la source, l'origine de tous les mouvements; aussi l'assimila-t-il à une pile voltaïque. Le cervelet, dit-il plus tard (1823), influe sur l'intensité et non sur la régularité des mouvements. En lui attribuant ainsi cette influence directe, il n'avait pas vu qu'il n'y avait non pas affaiblissement, mais trouble dans les lésions de cet organe.

En 1822 surgit une autre opinion, celle de Flourens (1), fondée sur des expériences nombreuses. Ce physiologiste, contrairement à ses prédécesseurs, découvrit quel était le véritable rôle du cervelet : « Dans le cervelet, dit-il, réside une propriété dont rien ne donnait encore l'idée en physiologie et qui consiste à coordonner les mouvements voulus par certaines parties du système nerveux, excités par d'autres. Il est le siége exclusif du principe qui coordonne les mouvements de locomotion. »

Et en effet, ajoute-t-il, quand on enlève sur des pigeons et sur des mammifères, des portions successives du cervelet, on voit que l'animal perd graduellement la faculté de voler, de marcher et enfin de se tenir debout; chez ces animaux, la volition, les sensations, les perceptions, persistent; la possibilité d'exécuter des mouvements d'ensemble per-

(1) Recherches expérim. sur les fonct. et les propr. du système nerveux; Paris, 1842, 2e édit.

siste aussi, mais la coordination des mouvements en mouvements de locomotion réglés et déterminés est perdue.

Et cependant Flourens conclut de ses premières recherches que le cervelet coordonnait tous les mouvements volontaires dans le sens le plus général ; mais dans des recherches ultérieures, il a parfaitement reconnu lui-même qu'il était des mouvements coordonnés auxquels il ne présidait pas.

C'est en 1823 que Foville et Dugès établirent que le cervelet était le foyer de la sensibilité et non le régulateur des mouvements. Nous avons prouvé plus haut la fausseté de cette opinion.

En 1825, Magendie s'exprimait ainsi : « J'ai vu et j'ai fait voir bien souvent dans mes cours des animaux privés de cervelet et qui, cependant, exécutent des mouvements très-réguliers. Ces expériences, ajoute-t-il, répondent suffisamment aux idées de M. Flourens. »

A cette époque, le célèbre Gall professait depuis longtemps déjà que dans le cervelet résidait l'instinct de la propagation ou le penchant à l'amour physique; mais les phénomènes pathologiques sur lesquels il s'appuyait avaient été probablement dus à l'irritation bulbaire produite par la lésion du cervelet. Et d'ailleurs, si le cervelet était réellement l'organe de l'instinct de la propagation, nous ne comprendrions pas que sa lésion produisît l'exaltation plutôt que l'extinction de cette faculté. Or,

Gall s'est appuyé pour prouver son assertion sur les érections fréquentes qu'il a constatées dans les affections du cervelet. Nous admettons fort bien que les fonctions d'un organe légèrement comprimé soient excitées, exagérées; mais ce que nous ne pouvons admettre, c'est qu'elles ne soient pas éteintes dans un organe, quand ce dernier est le siége d'une hémorrhagie, d'un ramollissement ou d'une tumeur quelquefois très-volumineuse qui le comprime fortement. Ajoutons à cela que dans tous ces cas la moelle était comprimée ou qu'elle était le siége d'une hyperémie pouvant parfaitement produire l'exagération de ses fonctions.

Quant à l'expérimentation physiologique, Ségalas a produit l'érection et même l'éjaculation par des titillations de la portion cervicale de la moelle, tandis qu'il n'a obtenu aucun effet sur les organes génitaux par la titillation du cervelet, et si Budge et Valentin en ont obtenu quelques-uns, ceux-ci ont été dus sans doute à une excitation médiate du bulbe rachidien. M. Flourens a du reste prouvé que l'instinct de la propagation était conservé en l'absence du cervelet. La jeune fille citée par Combette (1), chez laquelle le cervelet était complétement atrophié et qui cependant se livrait à l'onanisme n'en est-elle pas une preuve assez évidente. Il est vrai qu'aucun des phénomènes observés chez cette jeune fille ne peut prouver d'une manière certaine quel est le rôle du cervelet. Cependant quoiqu'elle pût mar-

(1) Revue médicale, 1831, t. II, p. 57.

cher, il est dit dans l'observation qu'elle tombait souvent. Il y avait donc un défaut d'équilibre et par conséquent ce fait n'est pas en désaccord avec l'opinion des physiologistes qui regardent le cervelet comme l'organe de l'équilibration des mouvements de la marche. Les faits d'anatomie comparée sont de même contraires à l'opinion de Gall, témoins les batraciens chez lesquels le cervelet est très-réduit et qui ont très-développé l'instinct de la propagation.

Serres s'est rallié à l'opinion de Gall, en la modifiant un peu cependant. Suivant lui le lobe médian serait excitateur des organes de la génération, et les hémisphères excitateurs des mouvements des membres et plus spécialement des membres pelviens. Il s'est fondé pour cela sur sept cas d'apoplexie du lobe médian qui ont tous présenté des érections fréquentes; mais il nous sera facile de réfuter cette opinion comme précédemment; car il y avait inévitablement une compression et dans un cas même une phlogose du commencement de la moelle qu'il a constatée lui-même.

M. Bouillaud avait cru longtemps à la doctrine de Gall, mais les expériences de Flourens ébranlèrent sa conviction et il résolut d'expérimenter à son tour. Mais il n'employa pas comme Flourens la méthode de l'ablation du cervelet. Par ce dernier moyen l'animal est privé sans retour de s'équilibrer et de marcher; tous les efforts qu'il fait sont inutiles, mais il n'en conserve pas moins la faculté d'exercer des mouvements partiels des membres et de coordonner même certains mouvements autres que ceux nécessaires à la marche, à la station, à l'équilibration.

M. Bouillaud, au contraire, a employé la méthode des cautérisations qu'il a pu faire plus ou moins superficielles et il s'est ainsi moins exposé à léser les parties voisines, ce qui peut amener des phénomènes tout différents de ceux produits par une simple lésion du cervelet. Par ce moyen il a troublé, bouleversé pour ainsi dire les fonctions au lieu de les détruire. Aussi les expériences de notre savant professeur, dont les résultats et les conclusions ont du reste peu différé de ceux de Flourens, ont-elle achevé de résoudre d'une manière définitive la question jusqu'alors si obscure des fonctions du cervelet, et nous avons été fort étonné de voir que ses recherches aient été si peu mentionnées dans les travaux qui ont paru depuis sur les affections de cet organe.

M. Bouillaud a pratiqué sur dix-huit animaux des cautérisations plus ou moins étendues ou profondes. Chez tous il a observé des désordres très-remarquables des fonctions de la marche, de la station et de l'équilibration, sans paralysie et sans convulsions proprement dites ; car ces animaux qui ne marchaient qu'en chancelant et en titubant, qui en un mot ne pouvaient rester en équilibre, pouvaient fléchir, étendre et remuer dans tous les sens leurs différents membres et exécuter ainsi des mouvements partiels, isolés; mais ces désordres de station et d'équilibration ne sont pas les mêmes suivant qu'on irrite plus ou moins le cervelet ou qu'on le désorganise entièrement. J'ai déjà dit qu'en irritant le cervelet on bouleverse ses fonctions et on observe alors des sauts, des culbutes, des pirouettes et tous ces mouvements si bizarres qui s'exécutent avec une telle rapidité que l'œil ne peut les suivre, ce qui en rend la description très-difficile, et si l'irritation n'est pas continue, ces dérangements des actes locomoteurs ne tardent pas à se dissiper (1).

Du reste, il y a plusieurs nuances que décrit très-bien M. Bouillaud, suivant la plus ou moins grande profondeur de l'irritation du cervelet. Si cet organe n'est désorganisé que dans une médiocre étendue, l'animal marche en chancelant et en titubant, comme s'il était ivre. Il peut encore saisir les objets qu'on lui présente; il recule pour conserver son équilibre et éviter de tomber; il s'appuie contre les objets qui l'environnent pour y prendre un point d'appui; les lapins sautent sans motifs ou tournent en rond, etc.

Si la lésion est plus profonde, l'animal se trouve

(1) Recherches expérimentales servant à prouver que le cervelet préside aux actes de la station et la progression, etc. Arch. génér. de médec., 1827, t. XV, p. 64 et 225.

dans un état pareil à l'ivresse la plus complète ; on le voit chanceler et tomber dans tous les sens ; il recule s'il veut avancer, va à droite s'il veut aller à gauche, roule sur lui-même et est entraîné dans tous les sens comme par des forces contraires qui ne se font jamais équilibre.

Si, au contraire, la désorganisation est complète, la marche et l'équilibration sont devenues complétement impossibles.

Flourens n'a pas décrit tous ces phénomènes parce qu'en retranchant successivement les diverses couches du cervelet, il n'irritait pas l'organe, mais lui enlevait progressivement la faculté d'exercer ses fonctions jusqu'à l'extinction complète de celles-ci. M. Bouillaud n'en a pas moins admis comme lui que dans le cervelet réside la faculté de coordonner les mouvements en marche, vol, station, etc., et Flourens n'a paru s'écarter de la vérité qu'en attribuant au même organe la coordination de tous les mouvements volontaires ; erreur que, du reste, il a reconnue depuis, comme j'ai déjà eu l'occasion de le dire plus haut.

M. Bouillaud n'a jamais, pas plus que M. Flourens, observé d'altération directe des sensations et des facultés intellectuelles ; mais quelquefois des troubles de la vision et des dérangements dans les mouvements des yeux, phénomènes qu'il attribue à la contiguïté avec le cervelet des tubercules quadrijumeaux, ceux-ci pouvant être lésés en même temps que lui, ou l'irritation pouvait se communiquer à eux.

Il n'a jamais, par une lésion pure et simple, provoqué de douleur, pas plus que d'érections ou d'éjaculations.

Plus tard, Magendie (1) a étudié les lésions d'un seul hémisphère ou d'un pédoncule cérébelleux et dit qu'on observait dans ces cas un mouvement irrésistible de droite à gauche ou de gauche à droite, suivant que la lésion siégeait à gauche ou à droite. Il a ajouté que lorsque le cervelet d'un animal était divisé en deux moitiés égales, celui-ci était entraîné alternativement à droite et à gauche, et que s'il faisait plusieurs tours d'un côté, bientôt il en faisait le même nombre du côté opposé, comme si les deux moitiés étaient tour à tour en excès de puissance.

Il a noté aussi, comme du reste Fodera, Flourens et Bouillaud, la tendance qu'ont les animaux à reculer après des lésions profondes du cervelet et, d'après lui, il existerait dans cet organe une force qui pousse en avant, et dans le corps strié une force opposée qui pousse en arrière. Si l'une des forces est détruite, naturellement l'autre prédomine. L'expérimentation a prouvé à M. Longet la fausseté de cette assertion, car sur 18 expériences il ne l'a observé que 4 fois, de même que Flourens, et les faits pathologiques lui sont encore plus contraires. Pour nous, nous croyons qu'on ne peut con-

(1) Précis de physiologie élémentaire. Paris, 1836, t. Ier, p. 413.

sidéser ce phénomène que comme un des nombreux désordres de l'incoordination des mouvements de la marche.

Magendie a encore fait observer que lorsqu'on lésait les pédoncules cérébelleux moyens, l'œil du même côté se portait en bas et en avant, et celui du côté opposé en haut et en arrière; et les piqûres des pédoncules inférieurs lui ont paru provoquer des convulsions.

M. Longet (1) est arrivé aux mêmes résultats que Flourens et M. Bouillaud : « Si on enlève, dit-il, la moitié du cervelet à un pigeon, il offrira bientôt la démarche incertaine de l'ivresse. » Et cependant il déclare que la détermination précise des usages du cervelet reste un des problèmes les plus embarrassants de la physiologie, en ajoutant que s'il était permis de donner quelque préférence aux opinions émises à ce sujet, il choisirait celle qui représente cet organe comme influençant d'une manière spéciale la coordination des mouvements de translation.

Schiff de même ne se prononce pas et déclare les fonctions du cervelet inconnues.

Wagner admet que c'est un organe moteur des muscles de la vie animale, mais aussi de certains muscles de la vie organique (viscères abdominaux, organes génitaux, et probablement aussi le cœur), et il ajoute que les lésions du cervelet sont indépendantes des fonctions du cerveau proprement dit.

(1) Physiologie, t. II, 2e édit.

Lassana, dans le *Journal de physiologie* de Brown-Séquard, adopte complétement les idées de Flourens et va plus loin. Pour lui, le cervelet sesait l'osgane du sens musculaire. Cctte idée est tsès-ingénieuse; mais y a-t-il des faits positifs qui lui donnent raison?

Brown-Séquard n'admet pas l'opinion de Flourens et prétend qu'il faut attribuer les phénomènes observés non à l'irritatiou du cervelet, mais bien à l'irritation à des parties voisines. M. Vulpian répond à cela que l'irritation des pédoncules cérébelleux peut bien produire des effets analogues à ceux de l'irritation du cervelet, mais que, dans le plus grand nombre des cas, les troubles des mouvements dépendent de l'irritation des parties profondes de cet organe, et il ajoute que les troubles produits par les lésions du cervelet sont assez analogues à ceux que pourrait produire le vertige.

Dans ces derniers temps, MM. Leven et Ollivier ont aussi décrit les phénomènes produits par les lésions du cervelet.

Voici les résultats de leurs expériences:

Par des piqûres du cervelet seul, ils n'ont provoqué de troubles ni de la sensibilité ni des organes des sens; pas de vomissements, pas de troubles digestifs, mais un seul ordre de phénomènes morbides, des troubles de la motilité.

« Si l'on pique un lobe cérébelleux, disent-ils, l'animal commence à tourner avec une rapidité telle, que l'œil peut à peine le suivre; les mouvements de rotation diminuent peu à peu, et quand l'animal revient au repos, il reste couché sur le côté lésé. Il a parfaitement conscience de la force qui l'entraîne, et s'il peut trouver un point d'appui pour appuyer le côté lésé, il y reste dans une complète immobilité, sentant que le moindre déplacement ramènera ces mouvements si pénibles pour lui. Ces derniers ont lieu du côté lésé sur le côté sain. Et, en effet, le lobe lésé, innervant le côté opposé, ce sera le côté lésé, innervé par le lobe sain, qui devra l'emporter en puissance, n'étant plus équilibré par le côté lésé. »

M. Luys (1) dit que la cause de ces mouvements doit être rapportée à un défaut d'équilibration entre les courants nerveux parallèles à direction centrifuge qui émergent directement des réseaux de cellules du corps dentelé et médiatement de la substance grise cérébelleuse.

Magendie avait eu la même idée et croyait que la station et la progression n'étaient possibles que par l'équilibration régulière des forces opposées. Aussi enleva-t-il le deuxième pédoncule à un pigeon déjà privé de celui du côté opposé. L'animal resta immobile dans n'importe quelle position.

MM. Leven et Ollivier ont aussi observé des mouvements de manége qui sont de même nature que les précédents, mais qui ont lieu ordinairement du côté opposé au côté lésé, rarement du même côté.

(1) Anatomie, physiologie et pathologie du cervelet, 1864.

Ils se répètent un certain nombre de fois de suite après la piqûre, puis diminuent; et quand ils ont cessé, l'animal peut bien rester en repos, mais le corps courbé en arc. La courbure ayant dépassé un certain degré, le manége recommence jusqu'à ce que le corps ait repris sa direction rectiligne. Tous ces phénomènes se reproduisent à divers intervalles. Enfin l'équilibre se rétablit peu à peu, et le mouvement de manége cesse tout à fait.

A la suite de piqûres alternatives des deux lobes du cervelet, les mouvements de rotation et de manége se produisent alternativement tantôt d'un côté, tantôt de l'autre.

Ces mouvements n'ont pas été le résultat constant de leurs expériences, mais dans tous les cas, la lésion du cervelet a été suivie d'un affaiblissement musculaire qui a rendu la marche très-difficile ou même impossible. Quelquefois aussi, il s'est manifesté une tendance irrésistible à être entraîné du côté opposé à celui de la lésion.

Nous ne croyons pas, malgré les résultats de ces expériences, que la lésion d'un lobe du cervelet puisse produire tous ces phénomènes, à moins qu'elle n'intéresse les parties profondes de cet organe, et se rapproche par conséquent des pédoncules cérébelleux, car chaque lobe cérébelleux a une influence à peu près égale sur les deux côtés du corps, et la lésion des pédoncules seule peut produire tous ces mouvements de rotation, de manége, etc.

Un symptôme presque constant, qu'ont noté ces mêmes observateurs, est le strabisme, qui a paru avec les autres troubles de la motilité, et disparu avec eux. Ordinairement simple, il a été le plus souvent croisé. D'après cela, le strabisme serait donc sous la dépendance de la lésion cérébelleuse, et les muscles qui meuvent le globe oculaire seraient innervés par le cervelet. Nous reviendrons tout à l'heure sur cette théorie que nous croyons fausse.

Les fonctions visuelles ne leur ont pas paru altérées, mais ils font observer que les lésions produites se guérissaient promptement, et ils se demandent si une lésion d'une certaine durée ne pourrait pas produire l'amaurose comme le montrent les faits pathologiques.

Nous verrons plus tard que cette amaurose, qu'on observe si souvent dans les tumeurs du cervelet, est due à une lésion des tubercules quadrijumeaux, dans l'immense majorité des cas, et non au trouble de l'innervation des muscles de l'œil. Et du reste, cette innervation de l'œil ne pourrait-elle pas, jusqu'à un certain point, être sous la dépendance des tubercules quadrijumeaux. Landry (1) pense que ces derniers ne sont pas étrangers à l'association des muscles qui produisent les mouvements de totalité du globe de l'œil, association indépendante de la volonté, et qu'il nous est presque impossible ou

(1) Traité des paralysies, 1859.

très-difficile de modifier. « Il me semble donc probable, ajoute Landry, que les muscles quadrijumeaux participent à la vision d'une manière plus complexe qu'on ne l'a supposé, et peut-être faut-il leur attribuer la spontanéité automatique de tout le mécanisme visuel quelque étendu qu'il puisse être, au lieu de l'influence bornée qu'on leur accorde sur les mouvements de l'iris. Ainsi s'expliquent, selon moi, les mouvements exécutés par les animaux privés de leurs hémisphères cérébraux, pour suivre les déplacements d'une lumière mobile. » Nous préférons assurément cette manière de voir à l'opinion de MM. Leven et Ollivier, qui font dépendre du cervelet les mouvements des yeux, comme nous l'avons vu plus haut.

Pour nous résumer, nous nous bornerons à dire que nous acceptons pleinement les conclusions de M. Bouillaud, qui dit que le cervelet est le siége d'un instinct, d'un pouvoir spécial qui, par l'intermédiaire de ce centre nerveux, régit, gouverne et coordonne les mouvements divers dont se compose la marche ou la progression, la station ou l'équilibration ; mais, il ne faut pas se méprendre sur son véritable rôle, il ne coordonne pas les actions individuelles des muscles ou des groupes musculaires locomoteurs ; il est complétement étranger aux mouvements simples ou composés des diverses parties du corps, considérés isolément; il intervient seulement pour grouper, associer et combiner tous ces mouvements, de manière à constituer la marche et la station. Quant aux mouvements de la parole, des yeux, de la glotte, des organes de la mastication, M. Bouillaud a encore prouvé qu'ils n'étaient point réglés par le cervelet, et, dans tous les cas, soit en physiologie, soit en pathologie, où on observe des troubles de ces mouvements, il faut en chercher ailleurs la cause. Nous aurons l'occasion d'en parler de nouveau dans la description des divers symptômes que peuvent produire les tumeurs du cervelet.

ANATOMIE PATHOLOGIQUE.

Nous n'avons pas l'intention de donner une description détaillée de toutes les productions morbides dont le cervelet peut être le siége ; cette étude anatomo-pathologique n'offrirait, du reste, qu'un médiocre intérêt, car elle nous exposerait, dans bien des cas, à reproduire les caractères généraux des différentes tumeurs. Nous nous bornerons, dans cette étude, à mentionner les particularités propres aux tumeurs du cervelet, en insistant plus spécialement sur l'étude de celles dont cet organe est le plus souvent affecté. Nous passerons sous silence les tumeurs qui prennent naissance dans les méninges et les parties osseuses du crâne, et qui peuvent, par la compression qu'elles exercent sur le cervelet, déterminer des phénomènes analogues à ceux des tumeurs intra-crâniennes; tandis qu'au point de vue de la symptomatologie ces deux espèces de tumeurs sont presque impossibles à séparer dans la description clinique, leur étude anatomo-pathologique au contraire doit être faite à part, puisque leur point de départ est essentiellement différent, et que souvent les éléments qui les composent sont aussi dissemblables. Au point de vue de leur mode d'origine et de leur évolution, les tumeurs du cervelet peuvent être divisées en deux grandes classes : la première renferme les tumeurs primitives, c'est-à-dire celles dont le développement n'a été précédé d'aucun processus morbide antérieur ; dans la seconde doivent se ranger tous les produits pathologiques qui succèdent à une lésion antérieure des parties et qui en dérivent.

Nous ne croyons pas devoir séparer ces divers groupes d'altérations pathologiques, car dans notre description nous aurons soin d'indiquer les particularités que présentent les lésions anatomiques de la seconde classe, qui sont toujours secondaires et le plus souvent consécutives aux tumeurs du premier groupe.

Les produits pathologiques peuvent se présenter sous deux formes, soit infiltrées dans la pulpe cérébelleuse (infiltration tuberculeuse et mélanique), soit, et c'est le cas le plus fréquent, sous forme de tumeur distincte et circonscrite dans un point quelconque de l'organe. Dans le premier cas, la tumeur peut quelquefois être entourée par un kyste plus ou moins épais, quelquefois même calcifié. Le tissu nerveux circonvoisin peut être de consistance normale ou plus ou moins ramolli; dans d'autres cas, au contraire, il est induré et condensé.

Les produits morbides infiltrés ne nous occuperont pas, car ils ne constituent pas, à proprement parler, des tumeurs; nous bornerons donc notre étude à ceux qui sont de véritables tumeurs.

Les tumeurs du cervelet peuvent être solides ou liquides : les premières comprennent celles qui résultent de la prolifération des éléments normaux contenus dans le cervelet (gliomes, tumeurs fibroplastiques, tumeurs érectiles); les secondes sont formées par des dépôts éthéromorphes ou éthéroplastiques (tubercules, cancers).

Les tumeurs liquides comprennent les abcès et les kystes : ces derniers peuvent renfermer de la sérosité simple ou bien être produits par des entozoaires.

CHAPITRE PREMIER.

TUMEURS SOLIDES.

§ 1er. — *Gliomes.*

C'est à Virchow que revient l'honneur d'avoir le premier, donné une description complète de ce produit morbide, qu'il considère comme ayant son point de départ dans le tissu interstitiel des centres nerveux, qu'il a décrit sous le nom de *névroglie.*

« Autrefois, dit cet auteur, on considérait l'ensemble du cerveau et de la moelle épinière comme formé d'éléments à peu près exclusivement nerveux ; mais depuis que j'en ai séparé, sous le nom de *névroglie,* une partie considérable, précisément dans les organes centraux, et que j'ai montré que ce n'était qu'une substance connective interstitielle, il est en même temps devenu possible de distinguer, tant des névromes que des carcinomes, une espèce de production nouvelle partie de la névroglie sans que les éléments nerveux y aient participé : celle-ci mérite le nom de *gliome* que j'emploie. »

Si la dénomination de *gliome* appliquée à ces tumeurs est nouvelle, il faut reconnaître cependant que leur existence paraît avoir été depuis longtemps constatée. La plupart, en effet, des tumeurs du cervelet décrites sous le nom *sarcomes*, *tumeurs fibreuses*, *tumeurs fibroplastiques*, par les anciens auteurs, paraissent devoir se rattacher, par leurs caractères anatomiques, à cette classe de pseudoplasmes que l'on peut donc regarder comme une sorte d'hypertrophie partielle du cervelet. Ces tumeurs ne sont jamais bien délimitées d'avec la substance cérébelleuse voisine, avec laquelle elles offrent une certaine ressemblance. A la coupe, elles présentent d'ordinaire une apparence translucide, blanc laiteux ou bleu blanchâtre, et une consistance plus ferme, en même temps qu'une vascularité plus grande que celle de la pulpe normale du cervelet.

Les gliomes sont ordinairement solitaires, leur évolution est lente et progressive; dans certains cas même, ils peuvent exister pendant fort longtemps sans déterminer de symptômes appréciables; leur volume est souvent considérable, il peut atteindre et même dépasser celui d'une orange. Au point de vue de leur constitution anatomique, ces tumeurs se composent de deux parties, d'une substance intercellulaire variable de consistance et de quantité, et d'un mélange considérable de cellules et de noyaux. Ces cellules ont, d'après MM. Cornil et Ranvier, de $0^{mm},006$ à $0^{mm},012$, possédant un noyau et une masse considérable de protoplasma autour du noyau. Un certain nombre de ces cellules possèdent des prolongements fins et s'anastomosent en formant un réticulum semblable à celui de la névroglie (1). Ce réseau réticulé n'est appréciable que sur des pièces durcies dans l'alcool ou l'acide chromique.

D'après leur consistance et la prédominance de leurs éléments, ces tumeurs peuvent être divisées en plusieurs espèces, les gliómes mous et les gliomes durs.

1° Les gliomes mous sont formés par un stroma d'une consistance faible et par de nombreuses cellules assez larges ressemblant beaucoup à celles du sarcome médullaire. Dans certains cas les vaisseaux contenus dans la tumeur peuvent se développer en grande abondance et donner alors aux gliomes l'aspect extérieur d'un fongus hématode. Les vaisseaux que renferme la tumeur, s'isolent aisément de la masse et possèdent souvent une gaîne lymphatique.

D'après la courte description qui précède on comprend très-bien qu'à l'époque où l'histologie pathologique était encore dans l'enfance on ait pu confondre ces gliomes mous soit avec les sarcomes médullaires, soit avec le cancer encéphaloïde et les différentes variétés de tumeurs réputées cancéreuses.

J.-F. Lobstein a décrit deux tumeurs du cervelet de la grosseur d'une noisette, dont il compare le tissu à celui de la glande pituitaire, et que Virchow semble

(1) Manuel d'histolog. patholog. Cornil et Ranvier, 1869, p. 133.

ranger dans cette variété de gliomes : « J'avoue, dit Lobstein, que je ne sais quel nom il faut donner à cette espèce d'altération de la substance cérébrale. Ce n'était ni un stéatome, ni un squirrhe, ni un fongus. Peut-être cette altération est-elle particulière au cerveau. Je me permettrai de remarquer à cette occasion, que plus nous avançons dans les recherches d'anatomie pathologique, plus nous rencontrons des changements d'organisation, des masses organisées ou inorganiques nouvelles, qui ne se rapportent à aucune des dénominations dont nous nous servons pour qualifier certaines maladies.

« Il serait à désirer que l'on s'occupât de la nomenclature des objets en même temps que de leur description, afin de mettre de l'ordre dans les idées et d'éviter de longues périphrases. »

Les gliomes peuvent subir une métamorphose graisseuse assez analogue à celle qui a lieu dans le ramollissement cérébral jaune; dans ce cas la substance intercellulaire se liquéfie et il s'y forme des excavations plus ou moins volumineuses. D'autres fois enfin il peut se former une véritable cavité remplie d'un liquide transparent : tel est le cas du gliome kystique rapporté dans une de nos observations (obs. 1).

2° Les gliomes durs sont formés par un stroma plus ferme et plus dense, tantôt fasciculé, tantôt lamellaire avec des cellules ordinairement petites pourvues de plusieurs noyaux réfringents ; ces tumeurs offrent une grande analogie avec les tumeurs fibreuses et fibro-plastiques avec lesquelles elles ont été le plus souvent confondues.

Le Dr Cayle (*Transaction, off., path. soc.*, vol. XVI, p. 23, 1865) rapporte un cas dans lequel une tumeur de ce genre grosse comme une noix occupait le pédoncule cérébelleux moyen du côté droit et s'étendait sur l'hémisphère correspondant du cervelet et sur le côté droit de la protubérance annulaire.

Virchow cite un cas d'hydrocèle kystique du quatrième ventricule qui était accompagnée d'une hyperplasie de la protubérance annulaire et de l'hémisphère cérébelleux du côté gauche.

En résumé si les gliomes paraissent relativement rares dans le cervelet, nous croyons que cela dépend bien moins de leur rareté même que de la confusion qui règne encore dans l'étude anatomo-pathologique des tumeurs de l'encéphale, et d'autre part de la découverte toute récente de cette variété de tumeurs.

La plupart des descriptions que nous avons trouvées dans les différentes observations publiées ne sont pas assez exactes pour nous permettre de préciser la nature véritable des tumeurs qui ont été rencontrées dans le cervelet, mais les caractères extérieurs qui sont mentionnés nous autorisent cependant à supposer que beaucoup d'entre elles ne sont autres que des formes de tumeurs gliomateuses.

Peut-être même, le second groupe de tumeurs que nous allons maintenant étudier pourrait-il se rapprocher et se confondre même sous certains égards avec les gliomes. Cette analogie ne paraît pas avoir échappé à Virchow, puisqu'il a créé lui-même une variété mixte présentant des caractères de chacune de ces tumeurs sous le nom de glio-sarcome. MM. Cornil et Ranvier semblent même les avoir confondues sous le nom de sarcomes névrogliques.

Observation Ire.

Nous devons cette observation à l'obligeance de M. Labadie-Lagrave, interne distingué des hôpitaux de Paris ; et nous sommes heureux de pouvoir le remercier ici des excellents conseils qu'il a bien voulu nous donner.

« Le nommé Bouche (Baptiste), âgé de 17 ans, entré, le 24 novembre, salle Sainte-Agnès, n° 1, service de M. Gueneau de Mussy. Ce garçon, de faible constitution, ne paraît avoir présenté dans son enfance d'autre manifestation qu'un eczéma impétigineux du cuir chevelu. Il offre cependant le caractère du lymphatisme : les chairs sont pâles et molles : il n'existe pas de cicatrice scrofuleuse sur les téguments, ni d'engorgements ganglionnaires cervicaux ; l'auscultation de la poitrine ne nous fait entendre aucun bruit anormal qui puisse révéler la présence de tubercules pulmonaires. Ce malade dit, en outre, n'avoir jamais eu d'affection vénérienne.

« Nous ne trouvons rien à noter du côté de ses ascendants.

« Interrogé sur ses antécédents morbides, ses réponses sont vagues et confuses et ne nous permettent pas de tracer l'ordre des phénomènes pathologiques qu'il a présentés. Sa maladie paraît cependant avoir débuté, il y a un an environ, par une faiblesse des membres inférieurs qui rendait la marche difficile. Six mois après, la vue s'est affaiblie, et est perdue complétement depuis cinq ou six semaines.

« Depuis son entrée à l'hôpital, il a présenté successivement tous les phénomènes propres aux lésions cérébelleuses : céphalagie frontale, vertiges, titubation dans la marche, vomissements, amaurose convulsions épileptiformes ; ces phénomènes, joints aux résultats fournis par l'examen ophthalmoscopique avaient permis de diagnostiquer une tumeur du cervelet.

« A l'aide de l'ophtalmoscope, on pouvait voir en effet du côté gauche, la pupille légèrement saillante masquée par une arborisation très-abondante, névrite simple. Du côté droit, la névro-rétinite était confirmée. La pupille était déformée et entourée d'une auréole blanchâtre, pâle. Les vaisseaux émergents paraissaient presque vides et comme interrompus.

« L'intelligence était parfaitement conservée, mais

le malade présentait un léger embarras de la parole.

« Au commencement de février les attaques épileptiformes et les vomissements augmentèrent de fréquence; l'albumine se montra dans les urines pour la première fois à cette époque, elle était même en assez grande quantité.

« La sensibilité était partout conservée.

« Enfin le malade succomba le 21 février dans un coma profond qui avait succédé à des attaques épileptiformes extrêmement violentes.

« *Autopsie.* — Cerveau. La surface du cerveau enveloppé de ses membranes présente une vascularisation considérable avec stase sanguine. Sur les bords du sinus longitudinal supérieur, on observe des corpuscules de Pacchionni très-développés qui ont produit sur la voûte crânienne des dépressions manifestes. La surface interne du crâne offre un aspect rugueux et dépoli, très-marqué surtout au niveau des fosses occipitales. La surface interne de la dure-mère est parsemée de points blanchâtres irréguliers, légèrement saillants offrant l'aspect et la consistance de petites concrétions calcaires. Le volume du cerveau parait sensiblement augmenté : sa forme est régulière et il n'y a pas prédominance de l'un ou l'autre des hémisphères. Les circonvolutions frontales sont aplaties et affaissées. Les anfractuosités moins profondes; la face inférieure du cerveau présente au niveau de l'infundibulum une saillie notable du plancher du ventricule moyen; une incision pratiquée à ce niveau donne issue à une assez grande quantité de sérosité, claire, limpide, incolore (environ 80 gr.).

« A la face inférieure de l'hémispère cérébelleux gauche, on voit une tumeur blanche, bosselée, de consistance pateuse avec quelques petits noyaux plus durs, légèrement pyriforme, à grosse extrémité postérieure. L'extrémité antérieure en forme de pointe, suit le bord des pyramides latérales du bulbe, et est circonscrite en dehors par le pédoncule cérébelleux moyen, en avant par le pont de Varole. La consistance de la pulpe cérébrale est considérablement diminuée, si bien qu'un filet d'eau suffit pour en désagréger une partie.

« Le poids du cerveau est de 1,420 grammes, abstraction faite du liquide écoulé qui, comme nous l'avons déjà dit, peut être évalué à 80 grammes.

« La tumeur envoie un prolongement dans le lobe du côté opposé, lequel prolongement passe au-dessus de la moelle allongée et du plancher du 4e ventricule. Le bulbe est comprimé du côté droit par cette tumeur, et a subi à ce niveau un ramollissement sensible. La forme générale est modifiée. La tumeur, se prolonge assez avant au niveau du bord antérieur du lobe cérébelleux droit, et semble pénétrer dans son intérieur.

« Au niveau de la partie principale de cette tumeur, on ne peut pas constater de délimitation exacte, la surface est continue avec celle de l'hémisphère et s'en distingue par sa couleur blanc laiteux, l'absence de plis et la présence de bosselures.

« Sur le bord externe du lobule du pneumo-gastrique qui est envahi par la tumeur, se voit un point opalin, dépressible et ressemblant à l'enveloppe d'un kyste séreux.

« Au niveau de la surface inférieure du lobe sphénoïde il existe une dépression assez manifeste. La consistance de ce lobe est plus grande, que du côté opposé. On sent une fluctuation, sensible au niveau des cornes postérieures de ce lobe. Les ventricules latéraux sont remplis de liquide ; le ventricule latéral droit est distendu, agrandi, et l'épaisseur de la pulpe cérébrale est moindre que celle du côté gauche. Le prolongement occipital-postérieur a doublé de volume. La voûte de ces ventricules est sillonnée de vaisseaux. Le chiasma des nerfs optiques, a augmenté de consistance. Un épanchement semblable, existait dans le ventricule moyen.

« A la coupe, le cerveau présente plutôt de l'anémie que de la congestion. Il paraît comme infiltré de sérosité. Les couches optiques sont normales. D'une façon générale, on peut noter la prédominance de la substance blanche, sur la substance grise, et le peu de saillie des anfractuosités. Les méninges sont en certains points adhérentes à la surface de la pulpe.

« Examinée à l'état frais, la tumeur présente

une vascularisation et une consistance plus considérable que celle de la pulpe cérébelleuse environnante dans laquelle elle se perd, sans délimitation bien marquée, notamment du côté de la substance grise du cervelet. La couleur est gris-rosé et en certains points blanc bleuâtre, légèrement transparente.

« La tumeur est composée de deux parties, l'une de la forme et du volume d'une petite poire, dure, bosselée et comme mamelonnée à sa surface, l'autre est constituée par un kyste dont la paroi paraît être constituée par la substance nerveuse refoulée et comme tassée. On n'y trouva, en effet, aucune enveloppe de tissu cellulaire.

« Ce kyste, du volume d'un petit œuf de poule, renferme une sérosité claire et limpide, légèrement filante.

« L'examen de la tumeur, après son durcissement dans une sulution d'acide chromique, montre de nombreux vaisseaux à parois épaisses formant des tractus résistants. La substance fondamentale offre en certains points un aspect finement fibrillaire et d'une consistance lardacée. En d'autres, au contraire, elle est ramollie, presque diffluente, surtout au centre de la tumeur.

« A l'aide du microscope, on constate l'existence d'un grand nombre de cellules, les unes rondes, les autres étoilées ou fusiformes, et de noyaux sphériques ou ovoïdes finement granuleux, la plupart libres, les autres renfermés dans les cellules.

Ces derniers éléments sont semblables par leur forme et par leur dimension à ceux de la couche granuleuse de la rétine et rappellent ceux que M. Robin a décrits sous le nom de myélocytes, avec lesquels on pourrait les confondre ; mais à un examen plus attentif, on peut apercevoir un certain nombre de ces cellules qui présentent de fins prolongements anastomosés avec ceux des cellules voisines, et constituent un réticulum semblable à celui de la névroglie.

Les éléments pris dans la partie centrale et ramollie de la tumeur, sont constituées par des cellules en voie de dégénérescence granulo-graisseuse et par de nombreuses granulations disséminées sous le champ du microscope.

Le liquide contenu dans la poche kystique renferme de nombreux granules graisseux, avec des corps de Gluge et quelques cristaux de cholestérine.

« Cette tumeur nous paraît donc devoir être rapprochée par sa constitution anatomique de celles que Virchow a décrits sous le nom de gliomes. Ce serait donc un gliome en voie de régression graisseuse, ayant subi en partie la transformation kystique.

§ 2. — *Tumeurs fibroplastiques ou sarcomes.*

Ces tumeurs prennent généralement naissance dans la pie-mère, mais elles peuvent quelquefois se développer dans la pulpe cérébelleuse elle-même. Les sarcomes peuvent être durs ou mou. Les premiers sont ordinairement très-peu vasculaires, d'une structure homogène et dense et d'une couleur blanche ou, blanc bleuâtre, quelquefois légèrement jaunâtre et n'adhèrent jamais au parenchyme cérébelleux dont elles sont faciles à énucléer. Leur volume est généralement moindre que celui des gliomes et varie de la dimension d'un pois à celle d'un petit œuf. Le plus souvent sphériques ou ovoïdes, elles peuvent parfois être mamelonnées ou légèrement lobulées. Leur structure élémentaire consiste surtout en cellules fusiformes serrées parallèlement les unes près des autres et munies d'un noyau ovoïde, aplati, et dans l'intérieur duquel le nucléole n'est marqué que comme un petit point noir. On y trouve aussi, d'après M. Lebert, de petites cellules rondes ou ovalaires de 0^{mm},012 renfermant un petit noyau (0^{mm},005). Toutes les formes intermédiaires enfin entre les fibres et les corps fusiformes peuvent s'observer dans ces tumeurs. Comme ces éléments dérivent tous du tissu cellulaire et que la névroglie n'est elle-même qu'une forme de ce tissu, il ne paraît donc pas irrationnel d'admettre que les sarcomes aussi bien que les gliomes cérébelleux pourraient bien avoir pris naissance dans le tissu cellulaire interstitiel dont ils ne seraient qu'un mode particulier d'hypertrophie ou de prolifération.

Les sarcomes durs peuvent quelquefois subir la transformation cartilagineuse. Tel paraît être le cas de Russel Reynolds qui se rapporte à une tumeur du cervelet de structure fibro-cartilagineuse. Cette première variété de sarcome est une des plus rarement observées dans le cervelet. Nous avons dans nos observations noté dix fois des sarcomes, que nous avons indistinctement désignés sous le nom de tumeurs fibroplastiques, fibreuses ou sarcomes.

Les sarcomes mous se rapprochent tant par leur aspect extérieur que par leur composition anatomique des gliomes, dont ils se distingueraient selon Virchow (1), par une coloration légèrement rosée, par un développement plus marqué, tant numérique qu'individuel des cellules dont un certain nombre sont fusiformes et présentent des prolongements très-longs et un corps cellulaire comparativement mince.

Ces sarcomes sont le plus souvent sphériques, quelquefois bosselés, mais sont toujours libres d'adhérences avec la substance nerveuse environ-

(1) Virchow's Archiv, t. I, p. 195. — Ogle, Transact. of the path. Soc. Lond., vol VII. p. 12, pl. II, fig. 2. — Bristowe, ibid., p. 28, § 1. — Grohe, Virchow's Azchiv, t. XXII, p. 451.

nante. Leur coloration est généralement rosée, quelquefois gris rougeâtre. Le plus souvent la vascularisation y est abondante et les vaisseaux qui les traversent y sont relativement très-larges. Leur consistance se rapproche de celle de la pulpe cérébelleuse. A la coupe la substance qui les forme est un peu translucide et grisâtre avec quelques points de congestion. Bristowe a décrit une tumeur offrant cet aspect et qui siégeait sur le bord de l'hémisphère droit du cervelet et s'étendait sur le pédoncule cérébelleux et la moitié correspondante du pont de Varole. Ce genre de tumeurs se montrerait notamment chez les enfants selon la remarque de Virchow. Peut-être même cette particularité mentionnée par l'illustre professeur de Berlin, permettrait-elle de supposer que dans certains cas ces tumeurs ont pu être prises pour des tubercules du cervelet.

D'autre part la syphilis avait été notée assez souvent dans l'étiologie des sarcomes cérébraux, il se pourrait que certaines observations de gommes des enveloppes du cervelet sur lesquelles nous aurons à revenir plus tard ne fussent autres que des sarcomes.

§ 3. *Tumeurs érectiles.* — Les tumeurs érectiles sont d'une extrême rareté aussi bien dans le cervelet que dans le reste de l'encéphale. Nous n'avons pu trouver qu'une seule observation relative à ce genre de tumeurs, elle est rapportée par Farre (1). Elle

(1) Lenbuscher, Die Patholog. und Therap. der Gehimkrankeiten, p. 143; Berlin. Original reference notas ccertained.

a trait à ses tumeurs érectiles multiples. Deux tumeurs siégeaient dans l'hémisphère gauche du cerveau et plusieurs plus petites dans le corps strié et le cervelet.

Lebert, Guérard, Foerster et Luska en ont cité des cas, mais tous se rapportent à des tumeurs érectiles du cerveau. Nous nous bornerons donc à cette simple mention.

§ 4. — Tubercules.

De toutes les altérations dont le cervelet peut être le siége, il n'en est pas de plus fréquentes que les tubercules. Relativement à son volume, il doit être placé en première ligne dans l'ordre de fréquence, comparativement à toutes les autres parties de l'encéphale. Tel paraît être du moins l'opinion de MM. Cruveilhier, Willks et Germer. M. Andral considère les tubercules du cervelet comme plus rares que ceux du cerveau; mais il ne tient pas compte du volume si différent de ces deux organes. Il est digne de remarquer, dit Barrier (1), que le cervelet, dont le volume est si inférieur à celui du cerveau, est plus souvent que ce dernier le siége de tubercules. En réunissant les vingt-deux faits que nous avons recueillis, aux six rapportés

(1) Maladies de l'enfance, t. II, p. 485.

par Constant (1), cinq cas indiqués par M. Becquerel (2), cinq autres racontés par Abercrombie (3), et enfin, un dernier dû à M. Berton (4), nous avons trente-neuf cas dans lesquels le siége des tubercules a été clairement indiqué. Le cervelet en a seul présenté dans dix-huit cas, le cerveau dans treize. Le cerveau et le cervelet en contenaient simultanément dans sept cas. Dans un des faits que nous avons recueillis, la masse tuberculeuse siégeait dans le mésocéphale, c'est-à-dire dans l'épaisseur du pédoncule cérébral droit, à son émergence du pont de Varole.

Comparativement aux autres tumeurs du cervelet, les tubercules sont de beaucoup les plus fréquents. En faisant le relevé de nos observations, nous avons trouvé en effet qu'ils représentaient environ un tiers des cas.

Les tubercules prennent souvent naissance dans la pie-mère et peuvent, par leur développement ultérieur, occuper l'épaisseur du cervelet. Leur accroissement se fait surtout du côté de cet organe qui lui offre moins de résistance que les parois crâniennes. On comprend ainsi que dans ce cas on ait pu croire la tumeur développée primitivement dans la

(1) Gazette méd., 1834, p. 104; 1835, p. 208; 1836, p. 181 et suivantes.
(2) Recherches clin. sur la méningite des enfants, p. 30.
(3) Obs. 81, 82, 85, 86 et 87.
(4) Traité des maladies des enfants, p. 302, obs. 19.

pulpe cérébelleuse. Mais il est facile de reconnaître sa véritable origine; car elle présente toujours des adhérences aux méninges lorsqu'elle s'est primitivement développée sur elle. Notons cependant que pareille adhérence peut aussi se montrer pour les mêmes produits morbides, nés dans la substance du cervelet, quand ils remontent à une époque ancienne. Le nombre de ces produits accidentels est variable suivant l'âge du sujet; en général, ils sont multiples chez les enfants, mais ne dépassent pas ordinairement quinze ou vingt; chez l'adulte, au contraire, on ne trouve le plus souvent qu'une, deux ou trois masses tuberculeuses. Leur volume n'est pas moins variable; souvent il atteint celui d'une noix, d'un œuf de poule; dans quelques cas il peut être même plus considérable. La question du siége a soulevé de nombreuses discussions parmi les auteurs. On peut les rencontrer dans toutes les parties du cervelet. D'après M. Allo, le lobe gauche serait le plus fréquemment atteint, mais il résulte du relevé de nos observations que le lobe droit est plus souvent affecté. Nous avons en effet trouvé le tubercule neuf fois dans le lobe droit, cinq fois dans le lobe gauche, une fois dans le lobe médian. Le cervelet avait été atteint dans toute son étendue quatre fois. Dans cinq autres cas, les tubercules semblaient partis des membranes, et avaient pénetré dans la substance du cervelet.

Quant au point précis dans lequel se développe

primitivement le tubercule, il est encore difficile de l'élucider en présence de l'opinion contradictoire des auteurs. Breschet a établi que les tubercules siégeaient plus communément dans la substance médullaire; M. Larcher (1) affirme qu'ils se présentent plus fréquemment dans la substance corticale. Leveilhé (2) pense que quelquefois c'est entre les substances blanche et grise qu'ils se développent. Enfin M. Papavoine (3) ne met pas en doute que les tubercules prennent moins souvent naissance dans le tissu même des centres nerveux, que dans la trame des membranes qui les enveloppent.

Quoiqu'il en soit, il est incontestable que les tubercules peuvent se développer dans la pulpe nerveuse elle-même et nous croyons qu'ils affectent de préférence la substance grise du cervelet.

Une importante particularité mentionnée par M. Cruveilhier, est la suivante : Lorsque, dit cet auteur, il y a coïncidence de tubercules du cerveau et du cervelet, ils ne siégent pas du même côté dans les deux organes. Ainsi, s'il existe des tubercules dans l'hémisphère cérébral droit, et qu'il en existe en même temps dans le cervelet, ils sont dans le lobe gauche de ce dernier organe. » Cet éminent observateur rapporte à l'appui de cette opinion l'observation d'un enfant mort avec des mouvements cho-

(1) Dissertation inaug., 1832.
(2) Dissertation inaug., 1824.
(3) Journal du progrès, t. II, p. 95; 1830.

réiformes du membre inférieur gauche et à l'autopsie duquel on trouva deux grosses masses tuberculeuses superficielles dans le lobe droit du cervelet, tandis que des tubercules occupaient l'hémisphère gauche du cerveau, et par conséquent le même côté que les mouvements choréiformes. Comme exemple de croisement de lésions du cerveau et du cervelet j'ai noté plusieurs exemples d'hémorrhagie droite ou gauche dans le cerveau coïncidant avec une hémorrhagie du lobe opposé du cervelet.

Les tubercules cérébelleux se présentent ordinairement sous l'aspect de tubercules jaunes crus. On les trouve souvent sous la forme de petites masses arrondies, se laissant facilement écraser entre les doigts ; d'autres fois au contraire, possédant une grande consistance. Ces masses tuberculeuses ont en général une couleur spéciale qui leur est commune avec celle des tubercules du cerveau. C'est une teinte verdâtre toute particulière ; mais cette coloration n'apparaît d'ordinaire qu'à une époque avancée de leur développement. Au début, elles sont blanc jaunâtre légèrement opalin, leur coupe ressemble à celle d'un marron d'Inde. Elles peuvent même, dans certains cas, offrir une disposition en couches concentriques. Du reste, le même produit tuberculeux peut présenter des différences marquées de coloration dans ses diverses parties et ces modifications sont d'autant plus marquées que le tubercule est à une époque plus avancée de son développement. C'est ainsi qu'à la périphérie, ils sont blanc jaunâtre ou jaune citrin, tandis qu'au centre leur couleur est verdâtre. Les mêmes différences peuvent se montrer dans la consistance du tubercule ; tantôt la consistance est dure et comme lardacée; tantôt au contraire molle et comme demi-liquide. Le ramollissement est ordinairement partiel et débute par le centre même de la tumeur, mais à un degré plus avancé il peut être complet, et on pourrait dans ce cas, comme dit le Dr James Copland, le confondre avec un véritable abcès.

Les tubercules cérébelleux peuvent subir quelquefois la dégénérescence calcaire. Le Dr Ogle (2) a trouvé une fois une pareille tumeur complétement calcifiée.

Il nous reste maintenant à étudier les rapports que la tumeur affecte avec les parties circonvoisines. Quelques anatomo-pathologistes ont admis que les tubercules encéphaliques sont toujours entourés d'un kyste. Ces kystes, au dire de M. Gendrin, peuvent présenter quelquefois la transformation fibreuse, cartilagineuse et osseuse. MM. Larcher. Rochoux, Andral et Calmeil ne semblent point admettre que cette disposition enkystée soit constante pour les tubercules cérébraux. Dans les nom-

(1) ADict. of pract. med., vol. I, p. 122.
(2) Brit. and For Rev., oct. 1864, p. 463.

breuses observations de tubercules du cervelet rapportées dans les auteurs, il a été rarement fait mention de pareils enkystements. Le plus souvent en effet, lorsque le tubercule a réellement pris naissance dans la pulpe nerveuse, on ne trouve autour de lui qu'un feuillet celluleux très-mince formé, soit par le refoulement de la substance nerveuse elle-même, soit par la production d'une membrane accidentelle. Aussi l'énucléation des masses tuberculeuses, quoiqu'en général facile, n'a jamais lieu sans entraîner une couche de substance nerveuse adhérente à leur surface. Les rudiments membraneux que nous venons de mentionner ne s'organissent en un kyste évident et solide que dans le cas de masse tuberculeuse ancienne et ramollie.

L'inflammation qui accompagne le travail de ramollissement paraît nécessaire à l'organisation du kyste. Nous avons trouvé mentionné dans quelques cas, autour des tubercules du cervelet une poche kystique, dont les parois étaient formées par une fausse membrane.

La substance cérébelleuse environnante peut quelquefois ne présenter aucune altération ; c'est ce qui arrive principalement toutes les fois que la mort vient interrompre l'évolution du tubercule ; d'autres fois, au contraire, la pulpe nerveuse et même les méninges présentent des altérations de nature inflammatoire et produites par la présence de corps étrangers. Cependant nous trouvons mentionné dans plusieurs observations que la pulpe cérébelleuse était plus ou moins ramollie, jaunâtre ou diffluente et blanchâtre. M. le Dr Hayem, dans son excellente thèse inaugurale, semble n'avoir que très-rarement constaté ces modifications de structure.

« Très-souvent, dit-il, parmi les nombreuses tumeurs que nous avons eu à examiner, nous n'avons trouvé ni à l'œil nu ni au microscope, aucune altération appréciable. Autour des masses dures, jaune verdâtre au centre, grisâtres à la surface, que l'on rencontre si souvent chez les enfants scrofuleux ou tuberculeux et que l'on décrit comme tubercules de l'encéphale, nous n'avons également trouvé que des altérations peu considérables. La substance nerveuse présente, autour de ces productions morbides, dont l'énucléation est toujours facile, une diffluence manifeste, mais qui ne s'étend qu'à quelques millimètres de distance. De plus, elle offre une coloration jaunâtre, et au microscope on trouve dans cette substance molle des éléments vésiculeux contenant un ou deux noyaux, rarement un plus grand nombre, et autour de ces noyaux, les masquant plus ou moins complétement, des granulations graisseuses. Dans quelques cas, un certain nombre de ces vésicules prennent tout à fait le caractère de corps granuleux. Dans le tissu nerveux lui-même, on voit çà et là de petites granulations graisseuses dans le tissu interstitiel ou dans les parois vasculaires. Quand des tumeurs sont en rapport avec la substance blanche, on trouve, outre les altérations précédentes, quelques tubes nerveux dépourvus de leur enveloppe de myéline et entourés de fines granulations graisseuses. »

Le plus souvent le ramollissement de la pulpe cérébelleuse entourant le tubercule ne nous paraît être qu'une atrophie simple ou graisseuse des parties comprimées. Cette atrophie peut, dans certains cas, être telle qu'une partie du cervelet disparaît absorbée, pour ainsi dire, par la tumeur qui en occupe la place. On peut trouver dans nos observations plusieurs cas de ce genre.

Dans d'autres cas, la substance nerveuse est indurée et comme raccornie. Les lames cérébelleuses atteintes dans leur nutrition par le voisinage du tubercule, se trouvant comprimées dans leurs membranes d'enveloppe inextensible, peuvent être réduites à de minces feuillets blanchâtres qui ne rappellent que grossièrement leur disposition primitive. Plus rarement enfin le cervelet peut subir une véritable hypertrophie. Cette singulière modification se trouve mentionnée dans un cas rapporté par Barrier (1), dans lequel les deux hémisphères cérébelleux, surtout celui du côté droit, étaient hypertrophiés sous l'influence d'une tumeur tuberculeuse

(1) Traité des maladies de l'enfance, t. II, p. 467.

développée principalement dans le lobe médian.

Les méninges présentent quelquefois un certain degré d'épaississement. Il n'est pas rare de trouver une méningite tuberculeuse, plus ou moins étendue, quelquefois bornée à la face inférieure du cervelet; d'autres fois, la méningite est généralisée et accompagnée d'épaississement de l'arachnoïde, d'œdème sous-arachnoïdien, et de tractus pseudo-membraneux. Comme on le trouve noté dans la deuxième observation de la thèse de M. Allo; mais de toutes les altérations consécutives aux altérations du cervelet, il n'en est pas de plus fréquentes que l'hydropisie ventriculaire.

« Les tubercules du cervelet, disent MM. Rilliet et Barthez, sont ceux qui déterminent de préférence cet épanchement; ils peuvent en effet plus facilement que partout ailleurs exercer une compression sur le sinus droit et sur les veines de Galien; ainsi sur 13 exemples d'hydrocéphalie chronique tuberculeuse publiés par nous, où rapportés dans les recueils de médecine, onze fois le cervelet était le siége du produit accidentel. »

Ainsi donc, l'hydropisie ventriculaire est presque toujours liée aux tubercules cérébelleux, mais il faut, pour qu'elle se produise certaines conditions de siége et de volume des tubercules. On comprend, en effet, que pour déterminer la compression des veines de Galien la tumeur doit siéger sur la partie supérieure et antérieure du cervelet, ou bien que son volume soit assez considérable dans le cas où elle occuperait un autre siége pour exercer une compression médiate et indirecte sur le système veineux intra-cranien.

La quantité de l'épanchement est variable, et dépend en général du volume même de la tumeur. Ordinairement de 200 à 300 grammes; elle peut même atteindre un litre.

Pour terminer ce chapitre, nous devons noter que la tuberculisation pulmonaire coïncide le plus souvent avec les tubercules du cervelet. Cependant la loi posée par M. Louis ne semble pas ici se confirmer. Nous avons trouvé, en effet, des exemples de tubercules du cervelet sans aucune lésion pulmonaire concomitante. M. Laiguillon (1) a cité deux faits de ce genre.

Peut-être dans ces cas faisant exception à la règle on pourrait mettre en doute la nature tuberculeuse de la tumeur. Cependant, il est des faits bien positifs dans lesquels la tumeur cérébelleuse a paru précéder le développement de la phthisie pulmonaire. Dans les cas de coexistence de cette lésion dans les deux organes, les tubercules ont été trouvés tantôt à l'état cru, quelquefois ramollis, tantôt sous forme de granulations miliaires; dans deux des cas que nous rapportons, il y avait en

(1 Journal hebdomadaire, 1835, t. II, p. 33.

même temps tuberculisation abdominale. Une fois péritonite-granuleuse; une fois, enfin, tuberculisation bronchique.

§ 5. TUMEURS CANCÉREUSES.

D'après la description que nous avons donnée des gliomes et des sarcomes cérébraux, on comprend combien doit être restreinte la classe des cancers dans laquelle les anciens rangeaient autrefois la plupart des produits accidentels qui se présentaient sous forme de masses plus ou moins volumineuses dans la substance même des centres nerveux. On doit distinguer aussi des cancers du cervelet, les tumeurs carcinomateuses qui prennent naissance dans les enveloppes, et sur lesquelles MM. Aran et Cruveilhier ont appelé un des premiers l'attention. Le plus souvent, en effet, les carcinomes partent des méninges, et principalement de la dure-mère; quelquefois, ils paraissent avoir leur siége dans les os crâniens, ou même dans les parties molles extra-crâniennes, et envahissent ultérieurement les organes centraux. Dans des cas beaucoup plus rares, après avoir pris originairement naissance dans la pulpe, ils peuvent perforer ensuite les méninges et les os. On comprend donc combien il est difficile de fixer *a priori* une délimitation exacte de ces différentes tumeurs, et il est à désirer que de nouvelles recherches viennent éclairer d'un nouveau jour cette question encore si obscure. Du reste, le cancer paraît siéger rarement dans le cervelet. D'après les cas de cancers des centres nerveux, relevés par M. Andral, le cervelet en a été cinq fois le siége.

Nous n'avons pu malheureusement ajouter que peu d'observations à ce nombre déjà si restreint.

De toutes les formes du cancer, l'encéphaloïde est la plus commune; le squirrhe se rencontrerait plutôt dans les tumeurs de la dure-mère, d'après M. Lebert.

Il est une forme de cancer qui paraît se rencontrer quelquefois dans les centres nerveux, et notamment dans le cervelet. Nous voulons parler du cancer mélanique sur lequel nous aurons à revenir bientôt.

La tumeur est ordinairement solitaire ; ce n'est qu'exceptionnellement qu'on peut en rencontrer deux ou plusieurs. Son volume varie depuis celui d'un pois jusqu'à celui d'une orange qu'il peut même parfois dépasser.

Le cancer encéphaloïde du cervelet est ordinairement de consistance molle et d'une coloration jaunâtre, gris rosé ou même rouge violacé, tirant quelquefois sur la teinte lie de vin; sa surface est mamelonnée et présente des bosselures qui représentent assez bien les circonvolutions cérébrales. La tumeur est très-rarement enkystée, le plus souvent lorsqu'elle a son point de départ dans l'intérieur même de l'organe, elle se confond pour ainsi dire avec la pulpe cérébelleuse, et lui adhère intimement, de sorte que son énucléation est toujours assez difficile.

La consistance et la vascularité de la tumeur sont variables. L'encéphaloïde du cervelet peut se présenter sous forme d'une masse homogène d'un blanc laiteux, et offrant par endroits une légère teinte rosée. Dans certains cas, les vaisseaux s'y développent avec abondance, et donnent à la tumeur une coloration rouge et un aspect tout spécial, qui pourrait au premier abord permettre la confusion avec les tumeurs érectiles. La substance nerveuse circonvoisine peut rester saine, mais souvent elle présente les altérations que nous avons indiquées plus haut, et, dans la majorité des cas, le ramollissement dont elle est atteinte ne paraît pas se rattacher à un processus inflammatoire.

M. Niemeyer (1) mentionne une transformation des carcinomes cérébraux qu'il ne nous a pas été permis d'observer dans les cancers du cervelet : « Les carcinomes du cerveau, dit cet auteur, sont sujets à une transformation régressive partielle, deviennent jaunes et caséeux à partir de leur centre,

(1) Éléments de path. interne, t. II, p. 247.

et montrent une rétraction ombiliquée s'ils arrivent jusqu'à la surface du cerveau. »

Le cancer du cervelet peut résulter de l'extension progressive d'une tumeur située dans les centres nerveux voisins. Nous en trouvons un exemple dans l'observation récemment présentée à la Société médicale des hôpitaux par M. Moutard-Martin. Il s'agit d'une tumeur rosée, située en arrière du corps strié, et qui se prolongeait en arrière jusqu'au quatrième ventricule et s'avançait dans le cervelet. Examinée séparément par MM. Ranvier et Lancereaux (2), elle fut trouvée de nature cancéreuse.

Les méninges peuvent tantôt rester saines, tantôt présenter diverses altérations. Elles sont souvent envahies par le cancer qui finit par les détruire, et peut même étendre ses ravages, comme nous l'avons dit, sur le tissu osseux lui-même. Dans les 45 cas de cancers des centres nerveux analysés par M. Andral, il n'en existe que 10 où il soit question de cancer dans les autres parties du corps, et dans ces dix cas, chose remarquable, ajoute ce savant auteur, c'étaient les testicules qui avaient été primitivement le siége de l'affection cancéreuse. Ce résultat s'éloigne de l'opinion de Haxshe, qui, dans un ensemble de 56 cas de tumeurs de l'encéphale a trouvé que le cancer était primitif dans la moitié du nombre total. Cet auteur a fait des re-

(2) Union médicale, n° 66.

cherches particulières sur l'âge des matades affectés de carcinomes de l'encéphale. Les résultats qu'il a obtenus nous paraissent intéressants à relater ici. Les 56 cas étaient ainsi répartis : Entre 40 et 60 ans, 26 cas; avant 10 ans, 5 cas; de 10 à 20, 5 cas. Ces données sont conformes à l'opinion de Lebert, qui considère les tumeurs cancéreuses de l'encéphale comme beaucoup plus fréquentes dans la dernière moitié de la vie. Nous voyons cependant, d'après le relevé qui précède qu'on peut les trouver dans la jeunesse et même dans l'enfance.

Nous avons passé jusqu'ici sous silence une forme spéciale de cancers qui présentent des caractères tout différents du précédent. Nous voulons parler des tumeurs mélaniques. Elles se présentent dans le cervelet sous forme de nodules variant du volume d'un pois à celui d'une fève. Ces productions peuvent exister dans les parties les plus profondes de la pulpe cérébelleuse, à sa surface ou dans la substance grise qui forme les lamelles. Quoique leur nature ne soit pas toujours cancéreuse, nous avons cru néanmoins devoir les ranger dans la classe des carcinomes, car elles n'ont encore été rencontrées dans le cervelet que comme lésion secondaire et consécutive à une généralisation de semblables produits dans les autres parties de l'organisme.

Nous ne nous étendrons pas longuement sur les caractères anatomiques de ces tumeurs qui ne présentent rien de spécial dans le cervelet. Leur coloration résulte de l'infiltration des cellules par un pigment granulé semblable à celui de la choroïde. Ces granulations mélaniques peuvent se montrer sous forme d'infiltration dans les mailles du tissu normal ou bien agglomérées et réunies sous forme de petites tumeurs.

Le docteur Klindining a trouvé une masse de dépôts mélaniques, les uns de la dimension d'une fève, d'autres de la grosseur d'un pois dans le lobe droit du cervelet. De semblables amas existaient en même temps dans le corps strié, dans le centre ovale, et on trouva aussi chez le même individu des infiltrations mélaniques en grand nombre dans le tissu cellulaire sous-cutané et dans la plupart des organes internes, excepté les poumons.

(1) Trans. of path. Soc., vol. I, p. 42.

CHAPITRE II.

DES TUMEURS LIQUIDES.

1° *Kystes séreux.* — Il nous paraît très-douteux que les kystes séreux, simples, indépendants de toute autre lésion antérieure, puissent se trouver dans la substance cérébelleuse saine. Nous avons déjà indiqué plus haut les différentes origines des collections liquides qui peuvent se rencontrer dans le cervelet. Lorsqu'ils n'appartiennent pas aux entozoaires, nous croyons qu'il faut les ranger pour la plupart parmi les pseudo-kystes; car ils résultent presque toujours d'états pathologiques et préexistants.

Tantôt ils constituent les transformations ultérieures d'anciens foyers hémorrhagiques. Le docteur Ogle (1), a rapporté plusieurs cas semblables. Tantôt ils sont consécutifs aux différentes tumeurs que nous venons de passer en revue et en particulier aux gliomes; ils doivent être rangés alors parmi les gliomes kystiques, dont nous avons rap-

(1) Med.-chir. Rev., july 1865, p. 212.

porté une intéressante observation. Mentionnons en dernier lieu les kystes séreux qui paraissent dépendre de l'extension graduelle d'une hydrocèle du quatrième ventricule, pareille à celle qu'a rapportée Virchow et que nous avons déjà précédemment mentionnée. Le lobe droit du cervelet paraît plus spécialement être le siége de ces tumeurs. Nous l'avons trouvé, en effet, dans notre relevé six fois atteint; tandis que le lobe gauche n'était que deux fois affecté. Une fois la tumeur siégeait dans le partie médiane; dans le cas cité par Lebert, il y avait deux tumeurs, l'une molle, l'autre dure : la première grosse comme un œuf de poule, contenait une sérosité claire et abondante, les parois était fort épaisses et elle se continuait inférieurement avec la seconde, dure, lardacée, du volume d'une noisette, infiltrée d'un suc clair : les parois du kyste étaient formées d'éléments fibreux.

Le volume de ces kystes peut être quelquefois très-considérable, ils peuvent même occuper presque toute la loge cérébelleuse et réduire ainsi le cervelet à une véritable coque formée par la pulpe nerveuse. Dans le cas de M. Hérard la substance cérébelleuse n'avait plus que quelques millimètres d'épaisseur sur les deux faces du cervelet. Dans celui rapporté par M. Laborde, il n'y avait pas de membrane distincte de revêtement. La paroi était formée par l'anachnoïde d'un côté, de l'autre par la matière cérébelleuse. Elle était lisse, blanche, et ressemblait à une cavité ventriculaire. Le liquide, comme du reste dans le cas précédent, était coagulable par l'acide nitrique ; il contenait de gros corpuscule (éléments particuliers de la suppuration de la substance cérébrale), quelques tubes nerveux déformés et deux ou trois pinceaux de tissu plasmatique.

Les kystes du cervelet renferment quelquefois des concrétions plus ou moins volumineuses et d'une consistance fibreuse et même osseuse. M. Andral a trouvé un kyste gros comme une noisette contenant de petits concrétions irrégulières, comme du tissu osseux ressemblant à des esquilles et plongées dans un liquide comme gélatineux.

Nous ne ferons que mentionner ici ces produits accidentels qui n'ont d'intérêt qu'au point de vue de l'anatomie pathologique et qui paraissent ne se développer jamais primitivement dans la pulpe nerveuse, mais bien dans les membranes qui l'enveloppent ou dans le tissu cellulaire des kystes qui se forment dans l'intérieur du cervelet.

Ces productions peuvent d'ailleurs revêtir les formes et les caractères les plus variés ; elles ont été mentionnées par différents observateurs, et dans tous les cas on les a constatées à l'autopsie sans qu'on ait pu les prévoir chez le vivant. Littré (1)

(1) Mém. de l'Acad. de Paris, 1705.

les a observées pour la première fois; Lieutaud (1) a rencontré des produits calcaires dans le cervelet d'un épileptique; Horne (2) dans le cervelet et la protubérance d'un idiot; M. Masse enfin a trouvé ces productions dans cet organe chez un individu qui éprouvait depuis longtemps une violente douleur dans la région occipitale (3).

La structure des kystes séreux ne présente pas de grandes différences avec celle des kystes des autres régions. Nous ne saurions mieux faire pour en donner un aperçu que de reproduire ici l'examen fait par le Dr Boussaut d'un kyste séreux simple primitif que nous avons consigné dans notre tableau. Voici la description qu'il en donne dans sa thèse inaugurale (4) :

Les parois du kyste contenu dans le lobe droit du cervelet sont entièrement minces et transparentes ; elles contiennent un liquide séreux d'un jaune-citrin. Elles sont formées de tissu conjonctif et doublées à leur partie interne d'une mince couche d'épithélium ; à leur surface externe rampaient des vaisseaux assez volumineux provenant des vaisseaux choroïdiens du quatrième ventricule. Nulle part trace d'échinocoques.

(1) Hist. Am. med., l. III, obs. 179.
(2) Phil. Trans.
(3) Abercrombie, Maladies du cerveau, p. 426.
(4) Des Rétinites secondaires, p. 89, obs. 21.

2° *Kystes hydatiques.*— Nous avons à étudier dans ce chapitre les deux espèces d'entozoaires qui se rencontrent dans le cervelet, les cystiscerques et les échinocoques.

Nous ne croyons pas devoir mentionner ici leur mode de génération, aujourd'hui parfaitement connu depuis les belles recherches de Van Beneden, Leuckart et Küchenmiester. Nous n'indiquerons que les particularités qu'ils présentent dans le cervelet. La plupart des cas rapportés par les anciens observateurs sont trop obscurs ou trop incomplets pour qu'on puisse indiquer leur véritable nature. Gœze et Zeder (1) ont cité deux cas de cœnures cérébrales qui ont été constatées par les autres observateurs et que nous ne mentionnons que pour mémoire. M. Davaine est porté à croire que c'étaient des cas d'hydatides.

D'après la lecture des observations d'entozoaires du cerveau publiées dans les différents auteurs, nous avons pu nous convaincre de la rareté de ces tumeurs dans le cervelet.

Les *cysticerques* sont rarement solitaires; on les trouve généralement répandus, en grand nombre, dans l'encéphale en même temps que dans le tissu

(1) Neubtrag zur Naturgesch der Eingeweidwurmer, 1800, p. 309 and 3'3 tab. *u*, fig. 5-7.

cellulaire sous-cutané et intra-musculaire. Leur siége ordinaire est la substance grise. Il n'existe que rarement autour d'eux de kyste adventif; ils ne sont limités le plus habituellement que par une couche unie de substance nerveuse un peu comprimée. Leur volume est beaucoup moindre que celui des échinocoques et ne dépasse pas celui d'un pois ou tout au plus d'un petit grain de raisin. Ils paraissent beaucoup plus fréquents que les hydatides.

M. Cruveilhier (1) rapporte un cas dans lequel cinquante cysticerques furent trouvés dans le cervelet. Un nombre à peu près égal serait répandu dans les autres parties de l'encéphale. Leur siége de prédilection paraît être la pie-mère.

Nés sur cette membrane les cysticerques s'enfoncent et pénètrent dans la substance grise. Cependant, dans certains cas, on les trouve enfouis dans cette partie du cervelet et ils peuvent aussi siéger entre la substance grise et blanche.

Ils ne produisent en général que des modifications fort peu importantes dans la substance nerveuse environnante, mais ils peuvent subir, avec le temps, certaines transformations.

On trouve en effet quelquefois quelques-uns de ces parasites morts et formant une concrétion analogue au mortier dans laquelle on ne peut plus constater que quelques crochets isolés.

M. Davaine a très-bien décrit les modifications et

(1) Anat. path. génér., t. VIII; Paris, 1852.

les différents changements d'état que peuvent subir les cysticerques. Nous empruntons à cet auteur le passage suivant :

« Les altérations portent d'une part sur la vésicule qui est devenue plus ou moins globuleuse, plus volumineuse, sans jamais cependant avoir acquis un grand volume, irrégulière et quelquefois divisée en lobules ou même double.

« D'une autre part, elles portent sur la tête dont le centre et les contours sont envahis par une matière noirâtre pigmentaire, les crochets sont recouverts à leur base par cette matière. »

Les cysticerques sont à peu près également fréquents dans les deux sexes ; on les rencontre dans tous les âges, surtout dans la première enfance. D'après M. Cruveilhier, ils seraient plus fréquents dans la dernière moitié de la vie.

Les hydatides ou échinocoques peuvent se trouver dans le cervelet, mais ils y sont très-rares. Ils se présentent sous la forme de vésicules plus ou moins grandes, entourées d'un kyste adventif ordinairement très-mince et qui manque même parfois complétement d'après certains auteurs. Leur volume est variable mais dépasse de beaucoup celui des cysticerques. Il peut atteindre la dimension d'un petit œuf et même d'une orange. Il n'est pas rare de trouver un kyste unique contenant un, deux ou plusieurs échinocoques.

M. Reynolds (1) dit avoir rencontré un cas de kyste kydatique, développé dans la substance du cervelet. Ce kyste était volumineux, ovoïde, mesurait 6 centimètres dans son plus grand diamètre sur 4; proéminent dans le quatrième ventricule il s'étendait transversalement du lobe droit au lobe gauche, de façon qu'il était recouvert à chacune de ses extrémités par une couche de matière cérébelleuse qui n'était pas plus épaisse qu'un pain à cacheter.

Dans un cas qui avait été trouvé chez un homme de 24 ans, le cerveau était devenu plus dense et plus ferme. Les ventricules étaient distendus par de la sérosité dont la quantité pouvait être évaluée à 120 grammes. Le crâne était aminci, surtout au niveau de l'écaille du temporal.

Comme l'augmentation du volume de l'hydatide est lente et graduelle, il est rare qu'elle produise toujours des changements aussi notables dans les organes circonvoisins.

Les hydatides du cerveau sont presque toujours stériles et correspondent ainsi aux acéphalocystes de Laënnec. Elles peuvent cependant contenir dans leur intérieur des kystes secondaires en plus ou moins grand nombre, dont quelques-uns sont greffés pour ainsi dire sur la paroi interne de la poche primitive. Nos observations renferment un cas de ce genre.

(1) A System. of medicine, vol. II, p. 499.

M. Parrot a récemment publié des faits intéressants relatifs aux hydatides du cerveau chez les enfants, et nous reproduisons la description hystologique qu'il en a tracée : « La membrane conjonctive qui entoure le kyste hydatique est lisse à sa face interne, et simule une paroi ventriculaire; par sa face externe elle adhère assez intimement à la substance nerveuse. En disséquant cette lamelle parcourue par des vaisseaux propres et abondants, on entraîne une substance pulpeuse d'une coloration terne, d'un gris jaunâtre. La membrane elle-même séparée le mieux possible de cette pulpe se compose d'un tissu cellulaire contenant des noyaux ovoïdes, arrondis, finement granuleux, analogues aux éléments appelés noyaux embryo et fibro-plastiques; de plus elle contient quelques vaisseaux, des corps granuleux et d'abondantes granulations graisseuses éparses. La substance pulpeuse voisine contient des noyaux assez abondants et les mêmes éléments graisseux, mais la substance intercellulaire n'est plus fibroïde. »

Les hydatides du cerveau paraissent se montrer également dans les deux sexes comme les cysticerques. De 30 cas réunis par Reynolds, leur âge se trouvait mentionné 24 fois, ainsi répartis : au-dessous de 10 ans, 3 cas (5, 7 et 8 ans); au-dessus de 30 ans, 3 cas; les 18 autres existaient de 10 à 30 ans. Ce résultat montre donc un contraste entre les échinocoques et les cysticerques. Ces derniers, comme nous l'avons dit, semblent se montrer plutôt dans la dernière moitié de la vie.

3° *Abcès*. — Nous ne croyons pas devoir insister sur la description des abcès du cervelet. Si nous les avons rangés au nombre des tumeurs, c'est beaucoup plutôt parce qu'ils déterminent des phénomènes morbides analogues à ces dernières et qu'ils peuvent même dans certains cas en provenir. Ils constituent alors plutôt des kystes purulents que de véritables abcès. Ceux qui résultent d'une cérébellite circonscrite, d'un ramollissement ou de l'extension d'une inflammation des parties voisines, nous semblent devoir être rejetés de notre cadre : car ils diffèrent essentiellement des lésions précédentes, tant par leurs causes et leurs symptômes que par leur processus morbide et par les éléments qui les composent. Et comme nous avons déjà à plusieurs reprises indiqué les divers modes de formation des kystes purulents ou puriformes ainsi que leurs caractères anatomiques, nous ne nous étendrons pas plus longuement sur ce sujet dont on pourra trouver le complément dans les observations que nous avons consignées à la fin de notre travail.

Il nous resterait maintenant à préciser les tumeurs qui prennent leur origine dans les membranes d'enveloppe ou les parties osseuses : mais nous les avons déjà éliminées au commencement de cet article.

C'est dans ce groupe que doivent être rangées les gommes syphilitiques; du moins, nous n'avons trouvé aucune observation de cette espèce de tumeurs dans la pulpe même du cervelet : aussi nous n'en parlerons pas.

M. Lancereaux dit qu'il en a été rapporté deux faits, mais il ajoute qu'il n'est pas sûr que ce fussent de véritables tumeurs syphilitiques.

SYMPTOMATOLOGIE.

Nous avons vu plus haut comment les physiologistes sont parvenus à prouver que le cervelet préside aux fonctions de la marche, de la station et de l'équilibration.

Les faits pathologiques qui souvent semblent au premier abord contredire cette opinion lui sont au contraire complétement favorables dans l'immense majorité des cas. On peut s'en assurer par une interprétation bien raisonnée des divers symptômes.

Il est évident que les lésions produites par les tumeurs du cervelet ne peuvent pas être semblables aux lésions expérimentales, et par conséquent produire les mêmes phénomènes. Une lésion expérimentale en effet est brusque, instantanée, et surprenant pour ainsi dire l'organe dans l'exercice de ses fonctions, amène leur trouble immédiat; tandis qu'une tumeur peut au début ne pas léser les fibres nerveuses et seulement les écarter. Alors ces fibres s'habituent à supporter une compression qui s'exerce, il est vrai, de plus en plus, mais souvent avec une extrême lenteur. Cela peut durer ainsi pendant plus ou moins longtemps et les symptômes ne commencent à apparaître que lorsque la compression est trop grande ou que la fibre commence à se désorganiser. Morgagni va bien plus loin en disant que dans les lésions chroniques, comme dans celles dont il est ici question, les fonctions peuvent jusqu'à un certain point survivre à l'altération grave d'un organe encéphalique, et cette remarque est parfaitement juste. Il ne faut donc pas s'étonner si dans quelques cas, assurément rares, nous sommes forcés de constater l'absence de symptômes que la pathologie nous autorise à regarder comme des signes pathognomoniques; mais il ne faut pas non plus dénaturer les caractères des symptômes en prenant par exemple pour une véritable paralysie l'impossibilité absolue d'effectuer les mouvements de la marche.

D'un autre côté, dans les expériences, en ayant bien soin de ne léser que le cervelet, on trouble seulement les fonctions qui dépendent de cet organe, mais non celles qui dépendent des organes voisins ;

une tumeur du cervelet, au contraire, par suite de sa nature, de son volume et même de sa seule présence, agit nécessairement d'une manière différente. Elle produit dans les fibres nerveuses du cervelet une désorganisation qui peut se propager aux fibres des organes voisins qui lui sont soit contigus, soit continus.

Elle peut encore, en exerçant une compression plus ou moins forte sur les mêmes organes, amener chez eux tantôt une surexcitation, tantôt une paralysie. Elle peut enfin occasionner des troubles dans la circulation de la masse encéphalique, produire des congestions, des atrophies, etc.

De là un grand nombre de symptômes nouveaux qu'on serait tenté de rapporter à la lésion primitive et principale. Telle a été l'origine de la grande confusion qui a régné dans la pathologie cérébelleuse ; mais par une observation attentive, on saura distinguer tous ces phénomènes et les attribuer chacun à la cause réelle qui l'a produit, d'autant plus que, dans un grand nombre de cas, ceux qui dérivent de la lésion du cervelet sont à peu près de même nature que ceux fournis par l'expérimentation.

Il est bien difficile de décrire, d'une manière générale, une maladie si variable dans ses symptômes et dans sa marche. Nous allons cependant essayer de dire comment les choses se passent le plus habituellement.

Les tumeurs du cervelet se développent lentement, comme nous avons déjà eu l'occasion de le dire, et peuvent exister pendant fort longtemps sans produire le moindre symptôme. C'est pourquoi il est très-rare que le début des accidents survienne d'une manière brusque, il est au contraire obscur, insidieux. Chose digne de remarque, on observe souvent des changements de caractère avant l'apparition d'aucun phénomène morbide. Tel individu sera gai, il deviendra triste ; un autre sera actif, diligent, il deviendra paresseux ; mais le premier symptôme qui éveille l'attention est, en général, une céphalalgie qui se montre d'abord d'une manière intermittente. Et le caractère d'intermittence est quelquefois si marqué, qu'on a cru, dans certains cas, avoir affaire à une intoxication paludéenne. La céphalalgie peut être générale ou bien localisée à la région frontale, temporale, pariétale, mais son siége ordinaire est à l'occiput. Peu à peu les accès se rapprochent, la douleur devient de plus en plus intense, et il est bien rare qu'au bout d'un certain temps elle ne soit pas continue. Puis à une époque plus ou moins éloignée, il survient un second symptôme qui, surtout à l'aide du premier, est tout-à-fait caractéristique. Le malade s'aperçoit qu'il a de la peine, étant debout, à se tenir en équibre, il peut marcher, mais en chancelant et en titubant. Il ne va pas droit devant lui, décrivant au contraire des zigzags ; son corps oscille dans tous les sens et il tombe avec une grande facilité. En un mot, sa démarche est complétement semblable à celle de l'ivresse.

Ces troubles des fonctions locomotrices augmentent sans cesse jusqu'à l'impossibilité non-seulement d'effectuer les divers movements de la marche, mais encore de se tenir debout sans le secours d'un bras étranger. Du reste, le malade a parfaitement conscience de l'état dans lequel il se trouve et ne tarde pas à se mettre au lit A mesure que ce symptôme accroît d'intensité, on en voit apparaître de nouveaux. Ce sont des troubles semblables dans l'association de certains mouvements des membres supérieurs, de la difficulté par exemple pour prendre les aliments et les porter à la bouche. Et cependant les muscles n'en ont pas moins conservé la faculté d'exercer des mouvements volontaires, la force musculaire existe dans toute son intégrité, il n'y a pas de paralysie.

On observe encore des troubles dans les mouvements des yeux, du strabisme, la dilatation ou la contraction des pupilles, un affaiblissement progressif de la vue qui arrive bientôt à l'amaurose, de l'embarras de la parole, etc.

Il est aussi très-commun de voir survenir dans le cours de la maladie des vomissements très-fréquents et opiniâtres.

L'intelligence et la sensibilité sont conservées. L'ensemble des symptômes oue nous venons de décrire prend peu à peu un caractère plus alarmant. Les troubles locomoteurs se transforment en un affaiblissement, tel qu'on croirait alors à une véritable paralysie. Certains muscles sont agités de convulsions, l'amaurose devient complète. Les malades sont pris de convulsions épileptiformes, l'intelligence et la sensibilité commencent à s'altérer profondément. Les vomissements deviennent plus fréquents. Le malade est dans le coma et meurt d'une manière rapide, quelquefois subitement.

Les symptômes et la marche de la maladie ne sont pas toujours aussi simples que nous venons de le dire. Aussi les avons-nous décrits le plus succinctement possible, afin de pouvoir revenir sur chacun d'eux en particulier et examiner sa cause, sa fréquence et sa valeur dans le diagnostic, d'affections si graves et souvent si compliquées.

Céphalagie. — La céphalagie est un des symptômes les plus fréquents et les plus importants. Elle peut exister seule pendant fort longtemps et être même le seul symptôme de la maladie. Il est rare qu'elle conserve le caractère intermittent qu'elle présente au début, mais ce qui n'est pas rare, c'est de la voir offrir des exacerbations dans des espèces de crises pendant lesquelles les malades éprouvent quelquefois des souffrances si atroces, qu'on les voit se rouler dans leur lit en poussant des cris inarticulés. On observe souvent que l'intensité de la douleur est accrue par les mouvements de la tête. Cela se voit surtout dans les kystes ou les tumeurs liquides. Le malade de M. Hérard nous en offre un bel exemple. S'il voulait se redresser dans son lit lorsqu'il était dans le décubitus dorsal, il éprouvait aussitôt une douleur intolérable, tandis que dans le repos la douleur était assez bénigne pour que la physionomie n'exprimât pas la moindre souffrance. La douleur est de même bien diminuée dans certains cas, si le malade se couche sur le côté de la tête où siége la lésion. Quelquefois la céphalalgie qui s'était montrée au début cesse pendant quelque temps pour reparaître dans le cours de la maladie ou à la dernière période. Ce dernier fait doit cependant être assez rare, car à cette époque, les maux de tête diminuent en général, soit à cause de la résolution musculaire qui ne permet plus aux malades de se mouvoir, soit à cause de l'état d'épuisement où ils sont arrivés qui les rend même incapables de souffrir.

La céphalagie acquiert, par son siége surtout, une grande importance pour le diagnostic. Elle correspond dans la grande majorité des cas au siége de la lésion, c'est-à-dire à la région occipitale et de là peut s'irradier dans divers sens vers la nuque, la région temporale, etc.

Il est néanmoins assez commun de la voir se localiser dans d'autres régions du crâne, à la région frontale plus souvent, ou à la région temporale, pariétale. Elle peut être générale. Dans le relevé de nos observations nous l'avons notée 36 fois, 22 fois à la région occipitale, 5 fois à la région frontale, 1 fois à la région temporale, 1 fois à la région pariétale et 7 fois elle a été générale sans localisation particulière qui ait du moins été indiquée dans les observations.

Dans le cas où il n'existe pas de céphalalgie, il peut arriver que les mouvements brusques imprimés à la tête produisent, par l'ébranlement communiqué de la tumeur à la masse encéphalique, une espèce de commotion, d'éblouissement. Ainsi en était-il dans le cas de M. Campana qui avait remarqué l'expression pénible qui se manifestait sur le visage de son malade dans les mouvements de la tête.

La céphalalgie se montre avec une égale fréquence et à peu près avec les mêmes caractères dans les diverses tumeurs du cervelet. La seule différence qui existe et que nous avons déjà signalée, c'est la plus grande facilité avec laquelle s'exaspère la douleur dans les tumeurs liquides lorsque le malade fait des mouvements. Cela vient sans doute de ce que le liquide éprouvant un ballottement, exerce une compression sur les parois du kyste.

Quelle est l'origine et la véritable cause de la céphalalgie? Les auteurs n'ont jamais pu l'expliquer dans aucun cas. D'après les anciens, ç'aurait été une congestion de la masse encéphalique. Quant à son siége, Hoffman la plaçait dans le péricrâne, la dure-mère, la peau et la membrane pituitaire. Elle ne peut pas exister dans les organes centraux, car d'après Magendie et M. Chauveau, les couches optiques seules sont sensibles. M. Germain Sée déclare que la céphalalgie siége dans les muscles des sourcils, du front, des tempes, de l'occiput, et ce qui le prouve, dit-il, c'est que la compression du muscle produit un soulagement en diminuant les battements artériels. Il donne encore comme preuve que dans les névralgies, la douleur suit une ligne douloureuse, le trajet du nerf. La céphalalgie serait donc une fatigue douloureuse des muscles épicrâniens par excitation des nerfs vaso-moteurs de la tête. Cette hypothèse peut être juste dans beaucoup de cas, mais dans celui qui nous occupe, nous ne croyons pas qu'il soit possible de l'accepter.

D'après M. Vulpian, elle serait due à l'irritation des parties profondes du cervelet, et peut-être aussi à l'irritation secondaire des pédoncules cérébelleux et des parties du bulbe rachidien et de la protubérance, avec lesquelles ces pédoncules vont se mettre en rapport.

M. Longet ne s'éloigne pas beaucoup de cette opinion en disant que la douleur occipitale est sans doute produite par la stimulation des corps restiformes, naturellement si sensibles.

M. Béhier dit aussi qu'elle se rattache à l'action excentrique du cervelet sur les organes voisins, et il ajoute que dans les affections du cervelet elle n'a rien de caractéristique. Nous ne sommes pas de son avis, car, si seule elle ne peut pas faire diagnostiquer une lésion du cervelet, elle a une grande importance quand d'autres signes existent en même temps.

Quoi qu'il en soit, nous rappellerons qu'elle est en général le premier symptôme des tumeurs du cervelet, qu'elle est au début intermittente, et qu'elle peut siéger dans d'autres régions que l'occiput, et nous croyons inadmissible qu'il puisse se transmettre dans les pédoncules cérébelleux ou dans les corps restiformes une irritation qui ne peut pas exister encore au point de départ. Il n'y aurait pas plus de motif pour que cette douleur fût intermittente, et du reste comment expliquer qu'elle pût être localisée dans la région frontale ou temporale, si éloignée des corps restiformes?

Nous serions plus disposé à admettre que la céphalalgie est due à une congestion locale des vaisseaux que peut amener la présence seule d'un corps étranger dans le cervelet. Cette congestion pouvant ne pas être continue, l'intermittence de la douleur est expliquée jusqu'à ce que la tumeur, agissant par compression sur les nerfs, la douleur devienne continue, ce qui arrive en général à une époque plus ou moins éloignée de son début. La compression du nerf récurrent d'Arnolene pourait-elle pas, dans beaucoup de cas, en être la cause ? Cela expliquerait bien comment la céphalalgie peut s'irradier dans les régions voisines.

Troubles des fonctions locomotrices. — Ces troubles se font remarquer dans presque tous les cas de tumeurs du cervelet et en sont le signe le plus important, mais ils ne ressemblent pas toujours à ceux de l'expérimentation aussi bien que nous l'avons dit précédemment, et par conséquent ne sont pas aussi caractéristiques.

Souvent, au lieu de désordres dans les mouvements de la marche, on observe un affaiblissement progressif des membres inférieurs dont les malades ont parfaitement conscience; ils sentent si bien leurs forces les abandonner qu'ils n'essayent même pas de marcher. Il n'y a cependant pas de paralysie, car ils peuvent remuer leurs membres avec facilité, mais dans ces cas on constate ordinairement que la force musculaire a diminué. Ainsi, dans les observations que nous avons analysées, nous avons noté 12 fois un affaiblissement musculaire général, 3 fois un affaiblissement des membres inférieurs, et 5 fois un affaiblissement des membres inférieur et supérieur du côté opposé à celui de la lésion.

Ces résolutions musculaires ne sont pas en contradiction, comme on pourrait le croire, avec les phénomènes décrits plus haut, et s'expliquent très-bien par la désorganisation complète du cervelet existant dans ces cas; et en effet, le cervelet n'existant plus pour ainsi dire, les divers mouvements auxquels il préside ne peuvent plus s'effectuer, et les muscles doivent nécessairement s'affaiblir par suite de leur inaction. Du reste, cet affaiblissement, que nous savons être à peu près constant dans les derniers temps de la vie, peut parfaitement avoir été précédé de troubles dans la marche, dont on a ignoré l'existence, et qui, par cette raison, n'ont pu être notés, ou bien la lésion ayant fait de rapides ravages, le symptôme prédominant sera immédiatement arrivé à son maximum d'intensité.

M. Andral, dans sa clinique, a analysé 36 cas de tumeurs du cervelet, et il a noté des paralysies dans presque la moitié des cas : 4 fois hémiplégie croisée, 4 fois paralysie des membres inférieurs, 2 fois affaiblissement des quatre membres; chez un autre, affaiblissement des deux côtés plus grande à gauche; enfin, pour les 4 derniers, on dit seulement qu'ils s'affaiblissaient graduellement. Mais, comme on le voit, d'après M. Andral lui-même, ce n'étaient pas, pour la plupart, de véritables paralysies. Pour nous, nous avons noté 8 fois une hémiplégie, 2 fois directe, 6 fois croisée.

Ces hémiplégies sont elles produites par la lésion

du cervelet ? S'il en était ainsi, ce dernier organe aurait absolument le même emploi que le cerveau. Puisqu'ils produiraient tous les deux le même phénomène, ils auraient tous les deux la faculté d'innerver les muscles des mouvements volontaires; et, en acceptant cette hypothèse, comment s'expliquerait-on qu'une lésion du cerveau seul pût produire une paralysie complète? le cervelet ne resterait-il pas pour lui suppléer?

Du reste, l'anatomie nous apprend que les faisceaux nerveux des pyramides antérieures, qui portent avec elles ou semblent porter seuls les ordres des mouvements, s'entrecroisent, passent tous ou presque tous au devant du cervelet sans y entrer, et vont, traversant les corps striés, au milieu des hémisphères cérébraux. Quelques fibres à peine vont se joindre au pédoncule moyen. Le cervelet, ne recevant que peu ou point de fibres motrices, ne peut donc pas produire de paralysie analogue à celle produite par le cerveau. Nous avons vu d'ailleurs que les expériences physiologiques n'ont jamais produit de paralysie, même par l'ablation complète du cervelet.

M. Lannoix, dans sa thèse sur les hémiplégies croisées dans les hémorrhagies du cervelet, cite, outre celle de Combette, une seconde observation d'atrophie du cervelet sans la moindre paralysie.

MM. Serres, Leven et Ollivier disent qu'ils ont obtenu des paralysies par l'expérimentation, mais ils prennent pour telles l'impossibilité de marcher.

Il faut donc rechercher ailleurs que dans le cervelet la cause de l'hémiplégie, quand elle existe réellement. Et cela ne nous paraît pas bien difficile.

Dans tous les cas, en effet, où il y a eu paralysie, le cervelet était augmenté de volume par la présence de la tumeur, ou bien celle-ci faisait une saillie exerçant nécessairement une compression sur les organes voisins, tandis que dans le cas où la paralysie n'a pas existé, la tumeur était contenue dans l'intérieur du cervelet, de manière à ne pas augmenter sensiblement son volume, ou bien elle était située à la partie postérieure ou supérieure, séparée en un mot des organes environnants et ne pouvant par conséquent les comprimer. Mais si la paralysie avait dépendu de la lésion cérébelleuse, elle eût existé tout de même. Nous croyons donc que l'hémiplégie croisée est produite par la compression du bulbe qui passe en avant du cervelet, entre les deux hémisphères, si bien que ce dernier ne peut augmenter de volume au moins à la partie antérieure, sans que le bulbe n'en reçoive une compression tout à fait immédiate. Or une tumeur acquiert souvent un volume considérable, qui peut produire par une forte compression la paralysie des fibres nerveuses constituant le bulbe, et comme à ce niveau ces fibres ne sont pas encore entrecroisées, il se produit une hémiplégie croisée; si la compression se faisait sur toute la largeur du bulbe, la paralysie serait complète, mais c'est bien plus rare.

Nous en avons un exemple dans l'observation de M. Jobert de Lamballe. Il existait une tumeur multilobée dans le lobe gauche du cervelet et cette tumeur proéminait dans le quatrième ventricule, de manière à comprimer les deux côtés du bulbe, mais elle avait nécessairement comprimé d'abord le côté gauche et ce n'est que par suite de son accroissement qu'elle avait dû arriver au côté droit. C'est pourquoi il y eut une hémiplégie à droite qui ne fut suivie que plus tard, d'une hémiplégie à gauche. La tumeur peut de même, siégeant à la partie antérieure et supérieure du cervelet, produire une hémiplégie croisée par la compression de l'hémisphère correspondant du cerveau.

Les faits d'hémiplégie croisée dans les hémorrhagies du cervelet sont en notre faveur. En effet, ces hémiplégies sont subites et complétement identiques à celles produites par les hémorrhagies du cerveau. Elles doivent donc avoir la même origine. Par conséquent l'hémiplégie n'est pas produite par la lésion du cervelet.

Quant aux hémiplégies directes dans les cas de tumeur du cervelet elles sont rares. Et cependant d'après Rochoux, elles seraient plus fréquentes dans les lésions du cervelet que dans celles du cerveau, mais cette assertion est loin d'être exacte (1).

M. Longet explique ces hémiplégies directes dans

(1) Herlaux, Consid. sur divers points de chir., p. 104; 1811.

les affections du cervelet de la même manière que celles des affections du cerveau, par des anomalies anatomiques dans l'entrecroisement habituel des fibres de la moelle.

Pour M. Vulpian il se demande si jamais ces anomalies ont existé et n'accepte pas, par conséquent, l'opinion de M. Longet. Il trouve au contraire l'explication de l'hémiplégie directe dans cette circonstance que le cervelet est en rapport avec la moelle épinière surtout par des fibres qui ne s'entrecroisent pas. Ce seraient donc les fibres qui sont la continuité de celles du cervelet qui transmettraient la paralysie : nous avons essayé de prouver tout à l'heure la fausseté de cette assertion. Il est vrai que M. Vulpian ajoute que si la compression n'est pas assez grande pour produire une hémiplégie, celle-ci sous la dépendance du cervelet seul, ne sera pas complète, car cet organe, dit-il, ne préside pas à la myotilité même.

Du reste il n'y a jamais de paralysie dans les cas où le cervelet est complétement désorganisé, sans toutefois avoir sensiblement augmenté de volume. Dans l'observation de M. Hérard, il ne restait d'épaisseur de la substance cérébelleuse que deux ou troismillimètres et cependant le malade était loin d'être paralysé ; il avait même conservé toute sa force musculaire.

M. Brown-Séquard (1) admet bien la compression

(1) Journal de physiol., t. I, p. 535.

excentrique des parties voisines du cervelet par le fait du développement d'un des lobes de cet organe; mais d'après cet auteur l'irritation de certains éléments du cervelet agirait sur d'autres parties de l'encéphale. Et s'appuyant sur des faits que M. Turmer a rapportés dans sa thèse (1) et qui démontrent qu'il existe une influence croisée entre les diverses parties de l'encéphale, il déclare que, dans les cas de lésions du cervelet, la paralysie directe en apparence est une paralysie croisée dépendant d'un trouble dans la nutrition de quelques points d'un des hémisphères cérébraux. Mais comme le fait parfaitement remarquer M. Béhier (2), les faits de M. Tumer, que M. Brown-Séquard invoque à l'appui de son opinion, établissent que l'influence de nutrition qui existe entre le cerveau et le cervelet, s'exerce du premier de ces organes dont l'altération est primitive au second qui n'est pris que consécutivement, et ces observations ne prouvent nullement l'influence analogue du cervelet sur le cerveau.

Pour nous, nous croyons que l'explication donnée par M. Longet est la meilleure, car si on ne l'acceptait pas il faudrait faire dépendre du cervelet lui-même l'hémiplégie directe, tandis que l'hémiplégie croisée serait produite par le bulbe. Il est

(1) Atrophies des diverses parties de l'encép. Th. de Paris, 1856.
(2) Pathologie interne, t. III.

évident que ces deux faits seraient tout à fait contradictoires.

La paraplégie ne se rencontre jamais dans les tumeurs du cervelet, et dans les cas où elle a été notée elle a été confondue avec un simple affaiblissement musculaire.

Quoi qu'il en soit, les troubles des fonctions locomotrices tels que nous les avons décrits dans la symptomatologie sont les plus fréquents et les plus caractéristiques, d'autant plus qu'il est impossible de contester leur véritable origine, soit parce qu'ils s'accordent avec les faits de l'expérimentation, soit parce qu'on ne les rencontre pas dans les lésions des autres organes. Très-souvent en effet on observe dans la marche des personnes atteintes de l'affection qui nous occupe une titubation, une hésitation, un défaut d'équilibre tout à fait particuliers, et ressemblant à la démarche de l'ivresse; quatorze fois dans nos observations a été notée cette démarche incertaine, chancelante. Cela était si manifeste dans le cas de M. Hérard, que nous ne saurions trop souvent mentionner, que la femme du malade en le voyant rentrer, a cru plusieurs fois qu'il était ivre.

M. Luys a de même vu une femme de 42 ans se présenter à la consultation d'un des grands hôpitaux de Paris, ne pas être admise parce qu'on la croyait en état d'ivresse. Reçue le même jour dans un autre hôpital, elle y fut observée pendant quelque temps et succomba rapidement aux progrès d'une débilitation rapide. On trouva à l'autopsie des tumeurs de la protubérance et du cervelet. Lallemand rapporte un cas semblable dans ses lettres sur l'encéphale.

D'autres sans offrir cette titubation particulière à l'ivresse sont atteints de troubles locomoteurs à peu près analogues et aussi caractéristiques.

Les uns peuvent encore effectuer les mouvements de la marche, mais ils le font avec difficulté, avec lenteur, comme s'ils avaient conscience de la gêne qu'ils éprouvent pour associer leurs mouvements; d'autres ne peuvent pas se tenir en équilibre, ils font deux ou trois pas, mais ils sont obligés de s'arrêter et de s'appuyer sur un objet quelconque pour ne pas tomber; on en voit encore d'autres qui offrent des symptômes de dissociation très-marqués des fonctions de locomotion et qui présentent d'une manière frappante l'ensemble des troubles moteurs que l'on observe chez les paralytiques généraux.

Nous avons déjà parlé des troubles des mouvements des membres supérieurs, ils consistent aussi dans un défaut d'association qui ne permet pas aux malades d'effectuer certains mouvements. Ces membres peuvent aussi être affaiblis ou paralysés par la cause que nous avons signalée plus haut.

Il peut survenir dans le cours de la maladie d'autres troubles de la motilité.

Les mouvements de manége sont exceptionnels,

mais on observe quelquefois des tendances à la rotation. Ainsi, dans une de nos observations, le malade avait des dispositions à tourner de droite à gauche : c'était le lobe droit qui était atteint; un autre des tendances à reculer ; un troisième une incurvation du tronc et un entraînement du même côté pendant la station. Nous avons aussi noté des mouvements en arrière et de latéralité vers la gauche, tandis que le côté droit était lésé. Une fois on remarquait un entraînement à droite, c'était le lobe gauche qui était malade.

M. Bouillaud a cité des cas pareils : « Il n'est pas rare, dit cet illustre professeur, d'observer chez l'homme des dérangements les plus bizarres, des mouvements de progression, tels qu'une tendance à reculer, un besoin invincible de courir sans motif raisonné, et il ajoute que ces espèces de folies des fonctions de la marche dépendent probablement d'une lésion, soit organique soit dynamique du cervelet. »

Tous ces phénomènes qu'on remarque dans les piqûres expérimentales des pédoncules cérébelleux doivent avoir ici la même origine. Il est même dit dans deux de ces dernières observations que le pédoncule moyen était fortement comprimé, et sous ce rapport nous acceptons l'explication de M. Luys qui fait provenir ces mouvements anormaux de la prépondérance d'action nerveuse du côté sain sur le côté malade. Mais nous ne croyons pas que ces mouvements puissent se produire par suite de la lésion seule du cervelet, car cet organe exerce une égale influence sur les deux côtés du corps, et du reste, dans les expériences, il n'y a que la lésion des pédoncules qui ait amené des mouvements de rotation, de manége, de recul, des entraînements d'un côté, etc.

Les mouvements convulsifs ne sont pas rares dans les tumeurs du cervelet, mais ils sont très-variables de forme et de siége. Les muscles sont traversés comme par des courants électriques qui les font contracter avec intermittence, disent MM. Leven et Ollivier. Nous les avons observés 10 fois. Tantôt les convulsions sont générales, mais plus souvent siégent, soit dans tout un côté du corps, soit dans le membre inférieur, soit dans le membre supérieur. D'autres fois elles occupent les muscles du cou, ceux de la face, etc., en général elles sont passagères et disparaissent à des intervalles plus ou moins éloignés. On les voit surtout survenir dans les derniers jours de la vie. Elles apparaissent quelquefois comme de petites secousses saccadées et successives, designées sous le nom de *mouvements choréiformes*, et souvent sous forme d'accès épileptiformes. Ces derniers peuvent ne pas être accompagnés de perte de connaissance, mais en général ce sont de véritables attaques d'épilepsie. Il arrive encore que les convulsions se déclarent sous forme de contractions toniques occupant les extrémités. Les membres peuvent être contracturés, ou bien c'est la tête qui est portée en arrière, par côté, par les contractions violentes des muscles du cou. Dans un cas rapporté dans nos tableaux les mâchoires étaient fortement serrées par un trismus continu.

A quoi attribuer ces convulsions et ces contractions? Assurément ce n'est pas à la lésion cérébelleuse, mais bien, de même que les hémiplégies croisées, à une compression du bulbe.

Dans plusieurs de nos observations, nous avons noté un balancement de la tête alternatif de droite à gauche et de gauche à droite. Nous ne saurions expliquer ce fait, et du reste nous ne croyons pas qu'on doive lui attacher une grande importance.

Donc, pour nous résumer, les signes distinctifs des tumeurs du cervelet consistent en une difficulté plus ou moins grande de se tenir debout en état d'équilibre, et d'effectuer les divers mouvements de la marche, et si la lésion ne va pas au delà de l'organe, ou n'exerce pas de compression sur les organes voisins, il n'y a pas de paralysie. Quand on invite les malades à remuer leurs membres, ils les soulèvent, avec lenteur, il est vrai, et hésitation, mais ils les soulèvent.

On a noté quelquefois l'absence de toute espèce de trouble locomoteur; nous en avons deux cas et nous ne ferons que rappeler l'explication de ce phénomène bizarre. Lorsqu'une tumeur se développe lentement dans un organe encéphalique, elle peut non-seulement ne pas désorganiser les fibres nerveuses, mais encore en les séparant seulement, n'exercer sur elles qu'une compression lente à laquelle elles s'habituent, et si la tumeur ne prend pas un volume assez considérable, si de plus par sa nature, elle n'altère pas ies fibres du cervelet, il peut ne se produire aucun trouble de la motilité.

On a encore noté parmi ces derniers les troubles de la parole assez fréquents dans les tumeurs cérébelleuses ; nous les avons notés sept fois. MM. Leven et Ollivier prétendent qu'ils constituent quelquefois le seul symptôme d'une lésion cérébelleuse ; nous n'avons jamais rien observé de pareil. Ces troubles varient depuis un simple embarras de la parole jusqu'à l'impossibité complète d'articuler. Le malade ne répond souvent que par monosyllabes ; tantôt il fait attendre les réponses pendant plus ou moins longtemps ; tantôt sa parole est lente, monotone et gutturale. Dans tous ces cas, les divers mouvements de la langue sont gênés ; ainsi, les malades la tirent difficilement hors de la bouche ; il arrive même que les mouvements de la mâchoire sont difficiles. Ne pourrait-on pas trouver dans cette paralysie incomplète de la langue, la cause de la difficulté d'articuler les sons ? Il n'est pas en effet possible d'admettre que cette faculté réside dans le cervelet. Depuis longtemps, du reste, M. Bouillaud a prouvé que les lobules antérieurs du cerveau président aux actes merveilleux de la parole et à ceux plus merveilleux encore sans lesquels la parole ne serait qu'un son. La paralysie de la langue s'explique très-bien par la compression du grand hypoglosse. Quoi qu'il en soit, les réponses sont précises, justes, preuve que l'intelligence est conservée; et s'il arrive quelquefois qu'elles soient inexactes, incohérentes, c'est à la fin de la maladie, alors que la mémoire et les diverses facultés intellectuelles sont profondément atteintes. En définitive, nous ne croyons pas que ce symptôme soit d'un grand poids pour faire distinguer une tumeur du cervelet d'une tumeur du cerveau, par exemple.

Troubles de la vue. — Et d'abord, on observe fréquemment des troubles des muscles moteurs des globes oculaires extrinsèques et intrinsèques: ce sont le strabisme et la dilatation pupillaire. Le strabisme que MM. Leven et Ollivier prétendent se montrer presque constamment dans les lésions expérimentales, est très-rare dans les tumeurs. Ainsi, à peine le trouvons-nous noté cinq ou six fois dans le relevé de nos observations. La dilatation de la pupille, au contraire, est très-fréquente; elle se montre à peu près dans un quart des cas; nous l'avons notée douze fois. La pupille est quelquefois contractée, mais exceptionnellement et dans les derniers jours de la vie. Nous ne croyons pas que ces troubles viennent directement de l'altération du cervelet. Le strabisme qui est très-variable, ordinairement simple et externe, mais tantôt direct et tantôt croisé, peut se montrer d'une manière permanente ou passagère. On a pu voir dans notre article de physiologie que nous avions accepté l'ingénieuse hypothèse de Landry, qui croit que les divers mouvements des globes oculaires sont sous la dépendance des tubercules quadrijumeaux. Quant à la dilatation de la pupille, nous l'attribuons à la même cause que la perte de la vue ; nous en parlerons tout à l'heure. On a observé, dans certains cas, l'opacité de la cornée, mais ce fait est exceptionnel et sans importance.

L'amblyopie et l'amaurose sont des signes très-importants et se montrent très-fréquemment dans les affections dont il est ici question, et cependant l'expérience sur les animaux ne les détermine pas. Le malade se plaint d'un léger affaiblissement de la vue, d'abord passager, mais bientôt continu; il ne se rend plus compte des distances, il voit les objets à travers un brouillard, et des taches noires voltigent autour de ses yeux; son regard devient fixe, hébété, inexpressif. L'affaiblissement de la vue augmente peu à peu, et au bout de quinze ou vingt jours la vue est complétement abolie; si l'amaurose ne se montre primitivement que d'un côté, elle ne tarde pas à envahir le côté opposé pour devenir complète. Comment expliquer cette amaurose? Peut-on croire qu'elle est l'effet direct de l'altération du cervelet? Cette opinion n'est pas soutenable, car il est évident que le cervelet n'est pas le siége de la vision. Aussi a-t-on expliqué différemment les troubles de la vue. M. Longet, se rappelant les connexions prochaines de la cinquième paire avec les pédoncules cérébelleux moyens et l'influence indirecte de ce nerf sur la vision, croit que l'altération du cervelet peut réagir sympathiquement sur les fonctions de cette paire nerveuse; mais, comme le fait observer M. Vulpian, ces connexions sont trop légères pour expliquer des troubles si considérables.

D'autres ont cru que les troubles de la vue étaient dus à une compression exercée par la tumeur sur les tubercules quadrijumeaux; mais souvent il a été fort bien reconnu que la compression était complétement impossible, et cependant la vue était abolie.

M. Andral a pensé aux pédoncules cérébelleux supérieurs qui vont passer sous les tubercules quadrijumeaux pour s'entre-croiser à ce niveau sur la ligne médiane, mais on ne sait pas s'ils se mettent en relation avec les foyers d'origine des nerfs optiques, et M. Vulpian aime mieux croire qu'il y a intervention d'une influence comme sympathique du cervelet sur ces foyers qui se transmet par des voies indéterminées et très-variables. Du reste, ajoute ce savant professeur, il faudrait voir si dans les cas d'amaurose il n'y aurait pas quelque altération microscopique des corps genouillés ou des tubercules quadrijumeaux ou même des rétines.

D'après MM. Leven et Ollivier, l'ambliopie, la diplopie, le défaut de netteté des images, trouvent leur explication dans le trouble musculaire; et quant à la cécité, disent-ils, elle est inexpliquée jusqu'ici, mais, ils ajoutent ceci : « Se pourrait-il que le désordre du système musculaire intrinsèque et extrinsèque de l'œil réagissant sur la circulation, que la dilatation constante des pupilles, etc., amenassent à la longue une vraie paralysie rétinienne? » Encore une fois, cela ne me paraît guère possible, et cependant M. Luys accepte cette hypothèse comme très-probable.

Quant à M. Bouillaud, ayant lui aussi observé le strabisme et l'amaurose, il en a le premier trouvé la véritable explication et depuis longtemps, (Recherches expérimentales sur le cervelet. *Archives de médecine*, 1827). Comme les tubercules quadrijumeaux, dit-il, sont continus au cervelet, il n'est pas rare qu'ils soient lésés en même temps que lui ou que l'irritation de celui-ci se communique à eux et dès lors on observe des troubles de la vision et des dérangements dans les mouvements des yeux. » M. Galezowski partage l'opinion de M. Bouillaud et déclare que l'amaurose ne peut être considérée que comme une affection secondaire produite par l'inflammation consécutive se communiquant du point morbide primitif aux parties environnantes et notamment aux tubercules quadrijumeaux.

M. Hérard est du même avis, et il a expliqué de la même manière l'amaurose observée dans un cas de tumeur tuberculeuse du cervelet. Il déclara à la Société anatomique, en montrant la tumeur tuberculeuse située au niveau du vermis supérior, qu'elle était assez rapprochée des tubercules quadrijumeaux pour pouvoir expliquer les troubles passagers de la vue et la dilatation de la pupille dans les derniers jours. Dans tous les cas où l'amaurose a été observée consécutivement à une tumeur du cervelet, celle-ci siégeait au voisinage des tubercules quadrijumeaux, et il s'est produit alors une névrite optique ou une atrophie du nerf optique: M. Galezowski l'a parfaitement démontré.

Les tubercules quadrijumeaux étant en communication directe avec les pédoncules cérébelleux supérieurs et avec la partie antérieure du cervelet, on comprend aisément qu'une inflammation se communique d'une tumeur située dans ces dernières parties aux organes de la vision. L'inflammation ayant commencé dans cette partie du centre visuel se propage de proche en proche, en suivant les fibres optiques, jusqu'à ce qu'elle atteigne les bandelettes optiques, le chiasma, les nerfs optiques, et arrive enfin aux deux papilles, où elle se manifeste par des signes très-distincts qu'on observe facilement à l'ophthalmoscope. Voici quels sont ces signes, que nous empruntons au travail de M. Galezowski (1) :

a.. Dans un œil normal, la rétine et la papille se trouvent au même niveau et ne peuvent être aperçues par un simple éclairage du miroir, tandis que, dans le cas d'une névrite optique, la papille est beaucoup plus volumineuse, elle est boursouflée; aussi la surface se porte-t-elle beaucoup en avant en se rapprochant du cristallin, et on la voit par l'éclairage simple d'un reflecteur.

b. Les contours de la papille normale se dessinent très-bien au milieu du fond de l'œil rouge; dans une névrite optique au contraire, ils paraissent tout à fait irréguliers et sont masqués par des exsudations séreuses, de sorte que la papille paraît avoir les bords frangés.

c. La papille tuméfiée offre une teinte tantôt gris blanchâtre, tantôt rouge ou rouge blanchâtre, et se confond avec le reste de l'œil, dont elle n'est séparée que par un bourrelet exsudatif.

d. Par suite du gonflement du nerf optique dans son passage par le trou optique, il s'est produit une espèce d'étranglement, et la circulation artérielle étant gênée, les artères deviennent filiformes, quelquefois même complétement blanches, exsangues, tandis que les veines deviennent variqueuses, tortueuses. Elles sont même devenues si

(1) Archives gén. de méd., 1868.

dépressibles qu'à leur entrecroisement avec les artères elles s'aplatissent et laissent voir de chaque côté de l'artère comme de vrais coagulums fibrineux.

On remarque aussi quelquefois l'engorgement des vaisseaux de la papille.

(*e*). La rétine conserve en général toute sa transparence, et ce n'est qu'exceptionnellement qu'elle est le siége d'épanchements sanguins accompagnés de taches blanches exsudatives.

Le corps vitré et la choroïde sont intacts.

Nous avons vu que les pupilles étaient ordinairement dilatées et immobiles et que les deux yeux étaient atteints simultanément. Aussi à l'ophtalmoscope, on trouve à peu près les mêmes altérations dans les deux papilles.

« Au lieu d'une névrite optique, il peut y avoir une péri-névrite et une névro-rétinite. A l'ophthalmoscope, on trouve tous les signes de la névrite, mais moins accentués; la saillie du nerf optique est moins marquée, le centre de la papille moins congestionné et à peine couvert d'exsudations, mais à sa périphérie on trouve des exsudations qui se prolongent le long des vaisseaux à une grande distance sur la rétine : c'est donc une inflammation moindre au centre de la papille et l'inflammation simultanée d'une grande partie de la rétine qui caractérise la périnévrite. A la limite de l'exsudation rétinienne on trouve quelquefois de nombreux épanchements de sang.

« Dans la périnévrite, les pupilles ne sont dilatées que d'une manière incomplète, et le trouble de la vue n'est jamais aussi prononcé que dans la névrite optique proprement dite. On comprend très-bien, en effet, que dans une inflammation des membranes d'enveloppes les fibres peuvent ne pas être assez comprimées ou altérées pour être détruites, et que les fonctions de leur transmission lumineuse puissent continuer à s'effectuer plus ou moins longtemps.

« La névrite optique consécutive à une tumeur cérébelleuse suit une marche progressive ; l'étranglement auquel sont soumises les fibres optiques dans le trou sclérotical amène bientôt leur atrophie et celle des vaisseaux : d'où il doit nécessairement résulter l'atrophie de la papille. »

Quant à la perte de l'*ouïe*, elle est excessivement rare dans les tumeurs du cervelet, nous l'avons notée trois fois. Cette rareté même prouve, malgré les rapports qui existent entre le nerf acoustique et le cervelet, que la lésion de ce dernier organe n'en est pas la cause immédiate.

M. Longet, dit qu'elle pourrait bien résulter d'une lésion directe du nerf acoustique : « Il est évident, ajoute ce physiologiste, que les lésions du cervelet pouvant se terminer par un état comateux plus ou moins profond, l'audition peut alors être abolie plus ou moins complétement comme tous les autres sens. »

M. Andral, dans toutes les observations qu'il a analysées rapporte un seul cas de perte de l'audition dans le cours de la maladie : « Encore, dit-il, ne faudrait-il pas se hâter d'affirmer que, dans ce cas, la surdité dépendît de la compression à laquelle le cervelet aurait été soumis. Il serait possible que le kyste eût aussi comprimé à son origine le nerf acoustique. » Nous nous rangeons à cette dernière opinion (1), et croyons que la surdité est produite par une compression du nerf acoustique, à moins qu'elle ne survienne dans les derniers jours de la vie, auquel cas nous pensons comme M. Longet, qu'elle peut résulter de l'état général.

L'odorat a été aboli en même temps que l'ouïe dans une de nos observations, mais c'est un fait tout à fait exceptionnel.

Vomissements. — Les vomissements sont très fréquents dans les tumeurs du cervelet. Nous les avons trouvés 26 fois, par conséquent à peu près dans la moitié des cas, mais ce signe n'est pas aussi important que la céphalalgie, par exemple, et les troubles locomoteurs; car il survient aussi dans les tumeurs des autres régions de l'encéphale, où il est cependant beaucoup plus rare. Ces mouvements apparaissent ordinairement dans le cours de la maladie et surtout à la fin. Ils peuvent être intermittents, être séparés par des intervalles de 2, 4 jours, ou bien survenir chaque matin, chaque soir, etc. Mais souvent ils sont continus et vraiment incoërcibles ; quelquefois, quand ils sont intermittents ils coïncident avec les exacerbations de la céphalalgie.

Il est bon de remarquer que plus on approche du terme fatal, plus les vomissements deviennent fréquents et opiniâtres. M. Brown-Séquard, les attribue comme l'amaurose, du reste, à l'irritation du tissu cérébelleux. Cette opinion est inacceptable et presque tous les auteurs se rangent à l'opinion de M. Hillairet, qui dit que les vomissements ne sont pas liés spécialement au cervelet, mais à une lésion concomitante de un ou des deux pneumogastriques dont les connexions avec la face inférieure sont si grandes. Pour nous, nous pensons qu'on ne peut pas les attribuer à autre chose qu'à la compression de ces nerfs. Du reste, l'expérimentation n'en a jamais provoqué.

Nous n'avons trouvé qu'une fois dans nos observations, des troubles du côté des organes génitaux. La faculté génésique était tellement excitée que le malade, homme de 60 ans, était obligé de voir sa femme chaque jour et quelquefois à plusieurs reprises. Il y avait de plus, même à la fin de la maladie, de fréquentes érections avec éjaculations ; on trouva une tumeur dans le lobe médian ; mais ce fait ne prouve pas pour cela en faveur de l'opinion de M. Serres, pas plus d'ailleurs que ceux qu'il a cités lui-même et qu'il a mal interprêtés. En effet, la tumeur siégeait dans le 4° ventricule et comprimait le bulbe en le repoussant en avant. Nous avons déjà démontré que c'était dans cette dernière partie de l'encéphale plutôt que dans le cervelet, que résidait l'instinct de la propagation.

Sensibilité. — Presque jamais dans les tumeurs du cervelet il n'y a de troubles de la sensibilité, jamais, du moins, on a noté son affaiblissement; quelquefois cependant il y a une surexcitation de la sensibilité générale, mais c'est exceptionnel et encore peu étudié. « Quand même ce fait serait général, dit M. Vulpian, je n'y verrais qu'un résultat de l'irritation par voisinage des parties qui transmettent les impressions. Il est du reste reconnu par tout le monde aujourd'hui, que le cervelet est complétement étranger aux phénomènes sensitifs. »

Intelligence. — Il est de même étranger à l'exercice de l'intelligence, aussi cette dernière n'est-elle presque jamais atteinte dans le cours de la maladie. Seulement, il est très-commun de voir peu de jours avant la mort les facultés intellectuelles s'éteindre peu à peu, le malade est dans un état comateux. Cet affaiblissement de l'intelligence peut être causé par une hydrocéphalie concomitante ou par une injection de toute la masse encéphalique. Quelquefois on ne trouve rien qui puisse l'expliquer: «Dans ces derniers cas, dit M. Longet, il est permis de croire qu'il arrive un moment ou par le seul fait de son existence prolongée, l'affection de cet organe va retentir dans le reste de l'encéphale, dans les lobes cérébraux en particulier et en troubler gravement les fonctions; car il y a certainement un consensus d'action entre toutes les parties encéphaliques, et l'une d'elles ne saurait être longtemps altérée sans que les fonctions des autres finissent par en éprouver des atteintes fâcheuses.

M. Hérard fait observer à propos de son observation qu'il n'est pas rare qu'il survienne en même temps que les vomissements une toux opiniâtre; cette toux s'accompagnerait , surtout dans les derniers jours de la vie, d'une expectoration sanguinolente dont la cause anatomique serait une congestion avec hémorrhagie des poumons, et il met ces phénomènes de même que les vomissements sous la dépendance du pneumo-gastrique. Nous n'avons trouve que très-rarement ce fait relaté dans les observations que nous avons analysées.

Accidents ultimes. — Il est très-commun de voir les tumeurs du cervelet amener la mort d'une manière excessivement rapide ou même subite. Rolando (1) avait déjà signalé la susceptibilité extrême du tissu cérébelleux : « Il est en effet très-difficile,

(1) Archives gén. de méd., 1823, p. 372.

dit-il, de pénétrer dans le cervelet des quadrupèdes, sous peine de les priver tout à coup de la vie. » On peut donc se rendre compte de cette rapidité des accidents ultimes, d'autant plus que les phénomènes, soit primitifs, soit secondaires, que peuvent provoquer ces tumeurs, seraient bien suffisants dans beaucoup de cas pour expliquer une mort aussi prompte et quelquefois tout à fait inattendue. Dans un cas, la malade étant arrivée le soir à l'hôpital sans présenter des phénomènes très-graves a été trouvée morte dans son lit le lendemain matin.

La mort est rapide ou subite dans le quart des cas, du moins d'après le relevé de nos observations. Dans les cas où il n'en est pas ainsi, les malades voient leurs forces diminuer peu à peu jusqu'à l'affaiblissement le plus profond. Par suite des troubles qu'a fini par causer la tumeur, dans le reste de l'encéphale, ils ont perdu la mémoire, l'intelligence et meurent dans le coma.

Diagnostic des tumeurs du cervelet.

Après avoir passé en revue les différents phénomènes que déterminent les tumeurs du cervelet, il nous reste maintenant à rechercher leur valeur séméiologique et à essayer ainsi d'éclairer la question encore si obscure de leur diagnostic. Nous étudierons donc successivement les affections diverses qui pourraient être confondues avec les tumeurs du cervelet, et nous nous efforcerons de présenter ensuite les principaux traits de leur diagnostic différentiel.

Une des causes de l'obscurité même qui règne sur ce sujet tient à ce que ces lésions sont très-souvent complexes et presque toujours liées à des altérations plus ou moins étendues des organes encéphaliques voisins qui viennent ainsi effacer et masquer pour ainsi dire la scène morbide.

D'une façon générale le diagnostic des tumeurs doit être beaucoup plutôt basé sur l'enchaînement et le mode de succession des phénomènes pathologiques en même temps que sur leur ensemble, que sur les caractères qui leur sont propres. Si nous jetons, en effet, un coup d'œil rapide sur les différents symptômes liés aux tumeurs du cervelet, nous voyons qu'ils peuvent se présenter dans les cours d'autres affections tout à fait étrangères à celles-ci. Si donc le diagnostic ne reposait que sur le simple examen d'un symptôme, il serait, on le comprend, très-souvent erronné. Ne voyons-nous pas en effet que la plupart des troubles nerveux qui les accompagnent se retrouvent souvent dans les autres maladies de l'encéphale ?

Il est cependant certains phénomènes qui semblent plus directement liés à la lésion cérébelleuse. Et en première ligne nous devons placer les troubles de l'équilibration et de la marche, qui sont pour ainsi dire le seul signe positif des affections cérébelleuses et le seul qui leur soit propre. Tel est du moins ce qui résulte du relevé de nos observations; et si dans beaucoup de cas les troubles ont paru faire défaut, nous croyons que l'attention n'avait pas suffisamment été portée sur eux à une époque ou la physiologie du cervelet était si incomplète et si peu connue.

D'autres symptômes ont une grande valeur, quoiqu'ils ne se rattachent qu'indirectement à la lésion cérébelleuse et résultent de son influence sur les parties voisines: ce sont la céphalalgie occipitale, les vomissements, les troubles oculaires et les convulsions épileptiformes.

Mais aucun de ces derniers isolément encore une fois ne peut autoriser à porter le diagnostic, et ce n'est que leur réunion qui établit des inductions diagnostiques positives.

Nous allons d'abord commencer par différencier les tumeurs du cervelet d'avec les affections étrangères à cet organes; puis d'avec celles qui déterminent les autres lésions cérébelleuses et nous terminerons enfin par le diagnostic différentiel des tumeurs entre elles en essayant de préciser leur nature et leur siége.

Dans certains cas les accès épileptiformes produits par les tumeurs cérébelleuses sont si intenses et si répétés qu'on pourrait les confondre avec l'épilepsie elle-même. Mais, lorsque les convulsions sont symptomatiques, non-seulement elles s'accompagnent de phénomènes tout à fait étrangers à l'épilepsie, mais encore offrent des caractères qui permettraient de les différencier. Elles sont en effet irrégulières dans leur développement. La perte de connaissance est presque toujours incomplète. Il n'existe pas le plus souvent de phénomènes d'asphyxie, ou, s'ils se rencontrent, ils sont très-peu accusés. La stupeur consécutive y est très-rare, et si on étudie avec attention les mouvements spasmodiques eux-mêmes, il est facile de constater qu'ils sont plus marqués d'un côté que de l'autre. Enfin la durée de l'accès est toujours beaucoup plus longue que dans l'épilepsie franche.

Ces tumeurs cérébelleuses sont loin d'offrir cette lenteur des idées, cette sorte de faiblesse intellectuelle qu'il est si fréquent de rencontrer chez les épileptiques, surtout chez ceux qui ont eu de nombreuses attaques. C'est surtout à l'âge de la puberté que la confusion des deux maladies serait possible, car, à un âge plus avancé, les antécédents du malade et les signes anamnestiques suffiraient presque pour les distinguer.

On pourrait prendre quelques-uns de symptômes, qui se présentent de bonne heure ou même tardivement dans les tumeurs cérébelleuses, pour de l'hystérie. Cette confusion est d'autant plus possible, qu'on a ordinairement une grande tendance à ranger sous ce chef, toutes les affections protéiformes dont la véritable nature est ignorée. Nous ne croyons pas utile, d'insister sur les bases d'un pareil diagnostic, qui est toujours facile après un examen minutieux et attentif.

La méningite chronique, peut être de telle nature, que les symptômes se confondent avec ceux des tumeurs qu'elle peut quelquefois accompagner. En général, le diagnostic est possible, si on a égard au développement et aux proportions relatives des symptômes. Les troubles intellectuels dans la méningite chronique, sont extrêmement accusés et constituent même un des phénomènes primordiaux de la maladie, tandis que dans les affections cérébelleuses, l'intelligence reste longtemps intacte, et n'est le plus souvent altérée, que dans les périodes ultimes de la maladie.

Certains troubles nerveux liés aux diverses encéphalopathies secondaires, offrent une certaine analogie avec les affections cérébelleuses ; mais ils ne se montrent que consécutivement à une maladie pré-existante, il suffit en pareil cas de constater les signes de l'affection primitive qui les détermine, ou dont ils ne sont que les complications.

Les mouvements choréiformes divers, qui sont sous la dépendance de lésions organiques du cervelet, et que les anciens auteurs désignaient sous le nom de *chorée rotatoire*, *chorea festinans* et *procursiva* diffèrent totalement de la chorée véritable. Ce ne sont, comme Trousseau l'a bien fait ressortir dans ses leçons cliniques, que des pseudo-chorées. Les mouvements sont souvent rhythmiques, souvent angulaires, réguliers, sans particularité notable dans leur marche, et presque toujours localisés à un membre ou à une partie du corps. Ils se présentent souvent sous forme de mouvements et manége, qui permettent de les différencier au premier aspect d'avec la chorée véritable. D'après M. Leven (1), les mouvements choréiformes coïncident souvent avec la paralysie et la contraction.

Il est une autre affection qui présente de nombreux points d'analogie avec les affections cérébelleuses, et la confusion est d'autant plus facile que lataxie musculaire est quelquefois le seul symptôme des tumeurs du cervelet: «L'ataxie, dit M. Potain, peut affecter, dans les maladies du cervelet, plusieurs formes distinctes. Tantôt elle consiste en impulsions insolites; les malades comme poussés par une force étrangère à leur volonté, se sentent entraînés en avant, en arrière ou de côté, mais toujours dans le même sens. Tantôt on observe une démarche chancelante avec balancement de tout le corps, comparable à celle d'un homme pris de vin cébriété cérébelleuse de Duchenne); ou bien on voit se reproduire le spectacle étrange d'un malade qui, doué d'une grande force musculaire, n'est pas plutôt de-

(1) Thèse d'agrégation, 1869.

bout, qu'il s'affaisse comme une masse inerte, ou, après s'être tenu sans peine dans la station verticale, sent tout à coup ses jambes se dérober, et tombe. Enfin, dans une 4e et dernière variété, s'observent des mouvements irréguliers, convulsivement précipités, contraires à ceux que la volonté commande, mouvements le plus souvent limités aux membres inférieurs, et envahissant quelquefois aussi les membres supérieurs. Dans ces derniers faits peut-être, y a-t-il lésion simultanée, d'autres centres nerveux, notamment de la moelle. »

De pareils phénomènes pourraient, on le comprend facilement, être confondus avec les troubles musculaires de l'ataxie locomotrice, et leur analogie est si frappante, que quelques-auteurs même avaient admis une variété d'ataxie qu'ils désignaient sous le nom d'ataxie cérébelleuse ; mais l'ensemble des phénomènes qui constituent l'ataxie locomotrice progressive, font défaut dans les tumeurs du cervelet. Telle sont par exemple, les douleurs fulgurantes, l'anesthésie et la paralysie oculo-motrice avec strabisme et diplopie. Ces derniers cependant, peuvent se montrer accidentellement dans les tumeurs du cervelet qui ont acquis un certain volume. M. Duchenne de Boulogne dans la *Gazette hebdomadaire*, 1864, et dans son traité de l'électrisation localisée, a établi ce diagnostic avec précision, page 595. D'après ce dernier auteur, l'incoordination dans les maladies du cervelet, résulte d'un état vertigineux (ébriété cérébelleuse), qui fait défaut dans l'ataxie locomotrice. Si chez quelques ataxiques, la diplopie devient accidentellement une cause de vertige pendant la marche, il suffira de faire fermer l'œil strabique pour faire disparaître ce phénomène, ce qui n'a pas lieu dans les maladies cérébelleuses. Celles-ci, du reste, révéleront leur véritable siége, par la céphalalgie occipitale qui les accompagne, par les symptômes de congestions cérébrales qui surviennent dans leurs cours, enfin, par les vomissements qui s'y montrent très-fréquents, et les troubles de la vue eux-mêmes qui ont une plus grande persistance et une marche progressive (1).

Après avoir passé successivement en revue les différentes affections qui peuvent être confondues avec les maladies du cervelet, il nous reste maintenant à étudier celles qui affectent cet organe et qui siégent soit dans son parenchyme, soit dans les parties environnantes. Ces dernières par leur extension peuvent comprimer la pulpe cérébelleuse et envahir une partie plus ou moins considérable du cervelet et déterminer ainsi les mêmes phénomènes que les tumeurs qui ont pris naissance au sein de la substance nerveuse elle-même. Dans ce dernier cas, le diagnostic est presque entièrement difficile, sinon impossible, et ne repose que sur des données étiologiques souvent incertaines.

C'est ainsi qu'on pourra soupçonner l'existence

(1) Art. *Ataxie locomotrice*, t. VII. Dict. Encycl. des sciences méd.

d'une exostose crânienne ou d'une tumeur gommeuse des méninges dans le cas où les antécédents syphilitiques seront constatés, mais il ne sera pas permis d'affirmer ce diagnostic avec certitude.

Quant aux hémorrhagies du cervelet, c'est par leur mode de début, leur brusque invasion et leur marche rapide qu'elles seront reconnues. En général, elles présentent dès le début tout le cortége symptomatique des affections cérébelleuses confirmées; lorsque la mort n'est pas foudroyante, les symptômes décroissent peu à peu et peuvent même disparaître à moins qu'il ne se forme de ces transformations kystiques du foyer apoplectique que nous avons précédemment signalées; et même dans ces cas, les phénomènes peuvent être quelquefois à peu près nuls.

Nous en dirons à peu près autant de même des ramollissements du cervelet qui peuvent succéder à la cérébellite ou à des infarctus de cet organe.

Quant à l'atrophie du cervelet dont M. Turner a donné une excellente description dans sa thèse sur l'atrophie partielle ou unilatérale du cervelet, elle est, comme l'a indiqué cet auteur et après lui M. Cotard (thèse 1868, *Atrophie partielle du cerveau*), presque toujours consécutive à l'atrophie de l'hémisphère opposé du cerveau et s'accompagne de phénomènes tellement caractérisés que toute méprise est impossible.

Les affections organiques du cervelet ayant été reconnues, peut-on en préciser la nature? Ce diagnostic est, dans certains cas, d'une grande importance, mais le plus souvent on ne peut émettre que des présomptions basées sur les circonstances étiologiques ou les lésions concomittantes. L'étiologie, en effet, est ici d'un grand secours. Si le malade est jeune, s'il porte des engorgements ganglionnaires, s'il présente tous les attributs de la constitution scrofuleuse, on est porté à admettre l'existence probable des tubercules. Cette présomption est encore plus justifiée si l'auscultation de la poitrine révèle des signes d'une tuberculisation pulmonaire.

A un âge plus avancé, la présence d'affections cancéreuses dans d'autres organes, dans la mamelle par exemple, permettront de supposer la nature carcinomateuse de la tumeur du cervelet. Quant à l'origine syphilitique des tumeurs extrinsèques du cervelet, il sera assez facile habituellement de la reconnaître d'après les antécédents du malade et les traces d'autres lésions spécifiques qu'un examen attentif fera presque toujours découvrir. Du reste, dans les cas douteux, le diagnostic pourra être confirmé ajuvantibus.

Quant aux autres tumeurs, ce n'est que par exclusion qu'on pourra arriver à soupçonner leur existence.

Les kystes hydatiques ou les cysticerques seront très-probables si on peut constater leur présence dans les autres viscères, dans le foie, par exemple, qui en est le siége d'élection. M. Koch a récemment indiqué des caractères qui permettraient de différencier les deux genres de productions accidentelles. Nous les reproduisons ici, quoiqu'ils nous paraissent avoir grand besoin encore de la sanction de l'expérience :

« Au début, céphalalgie, vertiges. En croissant, la première s'aggrave et les secousses dégénèrent en convulsions épileptiformes, ayant cela de spécial que la tête, projetée en avant, heurte inévitablement les objets qui s'offrent à elle dans cette direction. D'autre part la sensibilité s'émousse, la mémoire s'affaiblit, il se produit en certains points des douleurs suraguës, quelquefois de l'hémiplégie. Le tout se termine par la dégradation physique et la démence. Les mouvements convulsifs ont beaucoup d'analogie avec le tournis du mouton, dû lui-même aux cœnules cérébrales. On constate aussi des changements fonctionnels des sens, vue, odorat, ouïe, etc.

« Les échinocoques diffèrent des cysticerques en ce que ceux-ci provoquent des attaques d'épilepsie véritable et mortelle et n'entraînent pas la démence, question de siége peut-être, les cystiaques occupant spécialement la substance grise périphérique, les échinocoques résidant au contraire au sein des hémisphères ou dans les cavités ventriculaires. Plus dangereux, progressant jusqu'à la mort, ceux-ci d'ailleurs donnent lieu à de violentes douleurs de tête que l'on n'observe pas avec les premiers. »

Malheureusement, aucun fait ne vient à l'appui de ces données.

Quant au siége précis qu'occupe la tumeur, il est presque impossible à déterminer. On peut cependant puiser quelques données dans les phénomènes qui résultent de la compression des organes voisins. C'est ainsi qu'on peut soupçonner qu'elle siége sur la face inférieure quand il existe des signes d'excitation et de compression du bulbe. La fréquence des vomissements fera penser que la lésion est située près du lobule du pneumogastrique. Pour déterminer l'hémisphère atteint, on tiendra principalement compte de l'intensité des troubles musculaires, plus marqués d'un côté que de l'autre. Cependant il peut arriver que les deux hémisphères soient envahis simultanément, comme dans le cas cité par Abercrombie, d'une affection cancéreuse du cervelet. Dans des cas pareils, rares à la vérité, il est difficile de reconnaître la multiplicité de l'affection, et c'est ici, comme dans la majorité des cas douteux que l'ophthalmoscope peut rendre de véritables services. Nous avons assez insisté sur la névrite optique et la névro-rétrinite dans notre description symptomatologique pour qu'il ne nous paraisse pas utile ici de faire ressortir les avantages de ce nouveau mode d'exploration qui a fourni de si beaux résultats dans les mains de

M. Galezowski. Nous ne saurions donc trop recommander de recourir à l'investigation ophthalmoscopique toutes les fois que des troubles nerveux spéciaux feront supposer une affection cérébelleuse. Nous citerons à l'appui de notre manière de voir l'observation suivante.

Observation II.

La nommée V.... (Marie-Louise), âgée de 32 ans passementière, entrait le 29 mai 1869 à l'Hôtel-Dieu; est couchée au n° 32 de la salle Saint-Bernard, service de M. le Dr Guéneau de Mussy.

Cette femme, de constitution faible, présente tous les attributs du tempérament lymphatique. Sa figure est d'un teint blanc pâle, avec une légère coloration rosée des pommettes; le système veineux est très-développé chez elle, et l'on peut remarquer, surtout au niveau des régions temporales, de nombreuses arborisations bleuâtres formées par les veines sous-cutanées.

Interrogée sur ses antécédents héréditaires et constutitionnels, elle ne nous mentionne que peu de faits importants à relater. Son père, nous dit-elle, est mort à 70 ans après avoir joui d'une santé parfaite, la mère vit encore et se porte bien après avoir eu dix enfants tous vivants. Une sœur de la malade, âgée de 24 ans, a très-souvent des migraines excessivement violentes. La malade n'a eu dans son enfance aucune manifestation scrofuleuse. Réglée à 15 ans, sa menstruation est toujours restée régulière. Elle a eu deux enfants, et ses couches ont été bonnes.

Elle ne présente aucune manifestation tuberculeuse ni syphilitique, et malgré nos questions réitérées, elle nous affirme n'avoir jamais été atteinte de syphilis.

Cette femme avait toujours été bien portante lorsqu'il y a quatre ans environ, à la suite d'un violent chagrin éprouvé au moment de ses règles, celles-ci s'arrêtèrent brusquement, et de violentes douleurs de tête forcèrent la malade à entrer à l'hôpital, où elle passa six semaines. Peu de temps après sa sortie, apparurent des troubles oculaires qui devinrent de plus en plus accusés et suivis d'une paralysie du nerf moteur oculaire commun du côté gauche, comme on en peut juger par le récit même de la malade, qui nous retrace tous les symptômes de cette affection (prolapsus de la paupière, strabisme divergent, diplopie, dilatation de la pupille). Cette paralysie disparut complétement au bout de six mois, mais la céphalagie persista et augmenta même d'intensité. Elle devint même telle que la malade entra à l'hôpital Saint-Louis, où elle resta deux mois. Le traitement ioduré auquel elle fut soumise amena un notable soulagement de son état, et la céphalagie disparut pendant trois mois.

Il y a six mois à peu près les maux de tête reparurent avec une extrême intensité. Leur point de départ paraît avoir été la région sus-orbitaire gauche.

La malade en précise même le siége au niveau de l'émergence du nerf sus-orbitaire. De ce point la douleur s'irradiait dans les deux régions frontales. La céphalagie était plus violente la nuit que le jour et déterminait de cruelles insomnies. A peu près à la même époque ont débuté les vomissements qui d'abord ne se montraient que tous les deux ou trois jours, surtout le matin, et qui depuis un mois sont devenus quotidiens.

Un mois avant son entrée à l'hôpital, elle s'est aperçue de la diminution de ses forces musculaires, La marche est devenue difficile et la station debout était quelquefois impossible. Dès qu'elle voulait marcher, nous dit-elle, elle éprouvait des vertiges, était obligée pour faire quelques pas de s'appuyer sur les objets qu'elle trouvait sous sa main.

Quinze jours avant son entrée à l'hôpital, la céphalalgie était devenue continuelle et intolérable, les vomissements incessants, et la faiblesse telle qu'elle avait été forcée de s'aliter.

Ces symptômes persistaient encore à son entrée à l'hôpital, aussi la malade se présente-t-elle à nous dans un état d'aménie profonde, que les douleurs et les insomnies, outre les troubles antérieurs, suffisent aisément à expliquer.

Son attitude est singulière, la tête est portée en arrière,ainsi que les muscles postérieurs du cou ; on peut cependant lui imprimer des mouvements dans tous les sens, mais la flexion suivie d'une brusque extension en arrière exaspère au plus haut point les douleurs.

Lorsqu'on invite la malade à porter sa tête en avant et à la maintenir pendant quelque temps dans cette position, elle éprouve le sentiment d'un poids considérable qui pèserait sur la région occipitale et lorsqu'elle relève la tête elle est prise de vertiges. Ceux-ci se montrent également lorsqu'on fait lever la malade.

La pression de la région occipitale est très-douloureuse,ainsi que celle de la partie supérieure de la nuque.

On peut sentir à ce niveau un léger engorgement des ganglions post-cervicaux. La céphalalgie paraît être plus générale qu'avant son entrée. Elle est profonde, continue, parfois exacerbante, et quoique générale, elle présente cependant des foyers de douleurs, au niveau des points sous-orbitaires du sinciput et des deux côtés de la région occipitale inférieure. La malade éprouve en outre des bourdonnements et des tintements d'oreilles en même temps que l'ouïe est affaiblie. Elle peut cependant entendre les bruits d'une montre à une certaine distance.

Les pupilles sont inégalement dilatées; celle du côté gauche offre une dilatation plus considérable que celle du côté opposé; l'une et l'autre cependant sont également contractiles sous l'influence de la lumière. La vue est également troublée; la malade voit les objets enveloppés d'un léger brouillard; elle éprouve aussi des sensations subjectives; en fixant un objet, elle le voit bientôt comme entouré d'anneaux brisés; cependant ces troubles ne sont pas encore assez marqués pour l'empêcher de lire et même de coudre, mais elle est obligée de suspendre au bout de quelques instants, soit la lecture, soit les travaux d'aiguille.

En faisant lever la malade, nous constatons des phénomènes caractéristiques qui nous mettent sur la voie du diagnostic. En effet, c'est avec peine qu'elle maintient son équilibre. La démarche est incertaine et titubante; essaye-t-on de lui fermer les yeux, aussitôt elle chancelle, et il lui est impossible de faire même un pas. Lorsqu'on l'engage à tourner sur elle-même, à peine son corps a t-il exécuté une demi-circonvolution qu'elle s'affaisse et tombe aussitôt.

La sensibilité générale est partout intacte et l'intelligence a conservé son intégrité normale.

Les fonctions digestives sont troublées; la langue est blanche et couverte d'un enduit épais; la malade éprouve pendant plusieurs semaines une constipation qui ne peut céder qu'à l'emploi des lavements.

Les vomissements sont très-fréquents et composés de matières alimentaires ou bilieuses; ils surviennent tantôt le matin, tantôt après le repas.

Le sommeil est presque impossible, car la céphalalgie présente surtout des exacerbations nocturnes.

L'examen ophthalmoscopique, fait par M. Galezowski, a donné les résultats suivants : la papille de l'œil gauche offre une rougeur diffuse ; les bords sont confus et leurs contours mal délimités. Les vaisseaux sont engorgés et volumineux, les veines émergent, demi-variqueuses; tous ces signes indiquent donc une névrite optique. Dans l'œil droit, les lésions sont moins accusées et se bornent à une périnévrite commençante. La papille est nébuleuse, mais d'une coloration moins rouge que celle du côté opposé; les veines y sont aussi moins dilatées. Malgré ces lésions manifestes, la vue n'est cependant pas très-compromise; elle paraît même assez bien conservée dans l'œil droit.

Depuis son entrée à l'hôpital, la malade a été soumise au traitement ioduré; elle a pris environ 1 gr. d'iodure de potassium par jour. Les insomnies ont été combattues par le bromure de potassium à la même dose, et les douleurs nocturnes ont paru s'amender notablement sous l'influence de cet agent, car depuis plusieurs jours les nuits sont calmes et la malade jouit d'un sommeil paisible et ininterrompu. Deux cautères ont aussi été appliqués à la nuque.

Les vomissements ont également diminué de fréquence et d'intensité. C'est à peine s'ils se montrent deux ou trois fois par semaine. Le moyen employé pour les combattre a consisté dans l'application sur le creux épigastrique de l'emplâtre suivant :

Emplâtre diachylon.	2 parties.
— thériaque belladoné.	1

En résumé, après trois semaines de séjour à l'Hôtel-Dieu, l'état de cette malade a été sensiblement amélioré. Les troubles oculaires n'ont pas fait beaucoup de progrès. Les forces de la malade semblent revenir ; la marche est moins difficile, les vertiges moins fréquents, et elle peut même, aujourd'hui, tourner sur elle-même sans tomber.

Les symptômes qu'elle a présentés nous ayant fait porter le diagnostic d'une tumeur de la base de l'encéphale, siégeant très-probablement près du cervelet ou dans cet organe, mais de nature indéterminée, nous sommes porté à croire que cette amélioration, quoique manifeste, ne sera malheureusement que passagère.

PRONOSTIC.

Dans tous les cas où la présence d'une tumeur a été bien constatée, le pronostic est, on le comprend, très-grave, car la mort est la terminaison la plus ordinaire sinon l'unique issue des affections organiques des centres nerveux.

La nature de la tumeur modifie bien peu la gravité du pronostic; sauf, en effet, les tumeurs syphilitiques intra-crâniennes, les autres lésions sont constamment mortelles dans un délai plus ou moins éloigné.

En présence de malades atteints de tumeurs cérébelleuses, le médecin appelé à porter son pronostic doit donc se borner à résoudre le problème suivant :

D'abord, dans quel espace de temps la mort doit-elle survenir, et en second lieu, quels sont les symptômes qui peuvent faire présager la terminaison prochaine et fatale?

Pour le premier point il existe quelques différences entre les diverses tumeurs. D'une façon générale, les produits morbides qui présentent un grand développement ou une extension rapide sont les plus rapidement mortels; mais une des conditions qui influe le plus sur la rapidité de l'évolution de la maladie est assurément la coexistence d'affections organiques dans les autres viscères. L'organisme en effet, affaibli par des lésions multiples, profondément altéré par une cachexie confirmée, n'a plus assez de force pour réagir contre les causes nombreuses qui le dépriment.

C'est ainsi, par exemple, que des tumeurs du cervelet, développées chez un malade primitivement atteint de tuberculisation pulmonaire ou de dyscrasie cancéreuse, prennent d'ordinaire une marche rapide et précipitée. Citons à ce sujet une intéressante statistique dressée par M. Lebert qui, sur 11 cas de cancers cérébraux, a vu la mort survenir au bout de six mois chez plus de la moitié des malades.

Quant aux tubercules du cervelet, leur durée est ordinairement subordonnée à l'état général du sujet, et leur marche est très-souvent accusée par la coexistence fréquente de points granuleux, vers les méninges ou les poumons.

Quelques auteurs ont publié des observations constatant le passage des tubercules cérébraux à l'état calcaire. Cette transformation, malheureusement trop rare dans les tubercules du cervelet, pourrait, il est vrai, prolonger l'existence du malade en arrêtant le progrès de la lésion, mais l'amendement n'est ordinairement que passager et bientôt suivi de complications funestes.

L'âge du malade peut aussi modifier le pronostic; les enfants, en effet, supportent, en général, mieux que les adultes, les lésions organiques, s'ils parviennent à échapper aux premières impressions qu'elles produisent sur eux. Il se produit alors à la longue une sorte d'accoutumance morbide qui prolonge la durée de la vie, en apaisant, pour ainsi dire, l'intensité des phénomènes. Notons enfin qu'il n'est pas rare d'observer des intermittences et des rémissions dans la marche de la maladie; ce n'est ordinairement que quelques mois avant la terminaison fatale, que les symptômes prennent un caractère continu et montrent une aggravation progressive.

Le siége même de la lésion peut, jusqu'à un certain point, modifier le pronostic. En effet, si la tumeur siége au voisinage du bulbe, ce que peuvent indiquer les symptômes de compression de cet organe, la mort est, en général, très-rapide et peut survenir subitement.

Abstraction faite des complications et des maladies intérieures qui peuvent survenir, les signes pronostiques les plus fâcheux sont: les paralysies étendues et durables, les attaques épileptiformes répétées, les convulsions, les troubles de la sensibilité et de l'intelligence; mais ceux qui font présager une mort imminente, sont les désordres de la respiration et de la circulation, et le coma qui apparaît d'ordinaire quelques heures avant la mort.

TRAITEMENT.

D'après les considérations qui précèdent, on comprend combien sont impuissantes les ressources de l'art contre des affections qui suivent leur cours d'une façon pour ainsi dire fatale. Toutes les fois qu'une tumeur du cervelet sera reconnue, les antécédents syphilitiques devront être recherchés avec soin, car leur existence seule établira quelque espoir de salut pour les malades.

Les tumeurs gommeuses, en effet, comprimant le cervelet sont les seules qui puissent s'amender et disparaître même sous l'influence d'un traitement dit spécifique. Toutes les fois donc que la syphilis sera reconnue ou même soupçonnée chez les malades, on devra recourir à l'iodure de potassium qui aura le double avantage de confirmer le diagnostic par son efficacité même et d'amener assez rapidement une amélioration rapide ou même, dans certains cas, une guérison complète qu'il n'est pas permis d'attendre dans le cas de toute autre tumeur. Ce sera donc, pour ainsi dire, une pierre de touche pour le diagnostic, une planche de salut pour le traitement.

Dans les cas malheureusement trop fréquents où les antécédents syphilitiques feront défaut, où l'inefficacité du traitement spécifique aura été constatée, la thérapeutique devra se borner à des moyens purement palliatifs dirigés contre les phénomènes morbides, destinés à amoindrir leurs effets, à fournir à l'organisme les forces nécessaires pour réagir contre les causes multiples qui le dépriment et le détériorent, à prévenir enfin les complications nombreuses qui viennent incessamment menacer la vie.

Mais comme la cause des symptômes persiste, c'est

presque toujours en vain qu'on combat leurs effets.

Cependant, on doit s'efforcer de donner au malade les éléments indispensables pour la lutte qu'il a à soutenir. Il faut en effet accroître pour ainsi dire les forces pour augmenter en même temps le degré de résistance à la maladie. C'est pour cela que les amers, les toniques, et un régime analeptique et reconstituant, seront indiqués pour soutenir l'état général.

Il est d'autres indications relatives à la lésion elle-même et qui doivent entrer en ligne de compte dans le traitement. Telles sont par exemple les congestions fréquentes que détermine habituellement autour d'elles toute production accidentelle développée dans un organe. Cette hyperémie morbide entraîne des conséquences multiples et funestes ; elle peut, en effet, par sa généralisation dans tout le système vasculaire de l'encéphale, mettre en péril les jours mêmes du malade ; d'autre part, par sa fréquente répétition, elle favorise et accroît le développement de la lésion elle-même.

Il est donc de la plus extrême importance de surveiller et de prévenir ces fâcheuses conséquences. C'est dans ce but qu'on devra recourir aux révulsifs cutanés et aux nombreux dérivatifs destinés à disséminer, tout en l'éloignant des centres nerveux le molimen congestif qui tend sans cesse à se développer autour des produits morbides. Suivant l'intensité des accidents, on aura recours aux émissions sanguines locales, aux applications de sangsues vers l'apophyse mastoïde, aux ventouses scarifiées à nuque; mais la constitution du sujet étant le plus souvent affaiblie, ces moyens seront rarement indiqués et il sera préférable, dansla majorité des cas, defaire usage des révulsifs cutanés, dont l'action est, il est vrai, plus lente, mais aussi beaucoup plus prolongée, et qui n'offre pas l'inconvénient d'ajouter un nouvel élément de faiblesse aux causes déjà si nombreuses qui tendent à épuiser l'organisme.

Les vésicatoires, les sétons et surtout les cautères seront donc parfaitement indiqués, et la plupart des auteurs s'accordent à en recommander l'usage.

M. Gendrin entre autres dit en avoir obtenu d'heureux résultats et nous croyons que, dans bien des cas, si on n'a retiré aucun effet utile de leur action, c'est qu'on n'a eu recours à leur emploi que trop tardivement ou bien avec une trop grande timidité.

Si l'on a affaire à un enfant portant les indices indubitables de scrofules, tels que les engorgements ganglionnaires manifestes, des éruptions cutanées de nature spéciale, etc., on ne doit pas hésiter à joindre à ces moyens l'emploi de préparations dirigées contre la diathèse générale dont la tumeur du cervelet n'est qu'une manifestation.

Si par l'emploi de ces divers agents on n'est pas assez heureux pour vaincre complétement le mal on arrive au moins dans quelques cas à enrayer les accidents et à soulager le malade.

Tous ces moyens resteraient-ils inefficaces, on peut encore arriver à amoindrir les effets même de la maladie et à diminuer l'intensité des symptômes par un traitement dirigé spécialement contre eux.

Les vomissements, par exemple, pourront diminuer de fréquence et disparaître même complétement sous l'influence de l'application de l'emplâtre dont nous avons mentionné déjà les heureux effets en en indiquant la formule dans l'observation II.

Les convulsions épileptiformes pourront être souvent avantageusement combattues par le bromure de potassium de 1, 2 et même 4 grammes.

Ce médicament sera même souvent employé avec avantage contre les insomnies cruelles qui tourmentent si fréquemment les malades.

On devra d'une façon générale n'avoir recours qu'avec prudence aux opiacés qui par leurs effets congestifs peuvent augmenter l'hyperémie des centres nerveux qui tend habituellement à accompagner les lésions cérébelleuses.

M. Bouillaud a discuté avec soin les avantages et les inconvénients de l'intervention chirurgicale. Si l'application des secours chirurgicaux n'est pas impossible dans certains cas, il faut néanmoins reconnaître qu'elle présente des difficultés presque insurmontables. En admettant, en effet, que le diagnostic fût solidement établi, quel chirurgien serait assez hardi, d'autres disent assez téméraire, pour porter l'instrument tranchant sur des tumeurs situées dans des parties si importantes, si délicates et qu'il ne peut atteindre qu'après avoir franchi l'épaisse barrière que lui opposent les parois osseuses et la triple enveloppe de membranes dont ces parties sont protégées ? Telle est la question que se posent les auteurs du *Compendium de médecine* et qu'il est difficile de résoudre dans l'état actuel de nos connaissances.

Quesnay (1) a donné, à l'occasion d'une tumeur carcinomateuse formée dans la substance cérébrale, quelques principes qu'il nous semble intéressant de rappeler: « Il paraît, dit ce célèbre académicien que l'extirpation des tumeurs de l'encéphale ne doit pas être impossible, surtout quand elles n'ont pas un volume trop considérable et qu'elles sont superficielles. Si l'on soupçonnait une pareille tumeur ou si on venait à la découvrir, ne serait-il pas raisonnable d'en tenter l'extirpation plutôt que de laisser cruellement mourir le malade dans un cas où on peut essayer de le secourir par une opération qui est infiniment moins à craindre que la maladie elle-même. » A cette tentative hardie, proposée par l'illustre chirurgien du siècle dernier, nous opposerons l'opinion plus sage d'un éminent professeur de notre Faculté, qui nous paraît plus conforme à la prudence et à la vérité : « Si l'on fait attention, dit M. Bouillaud, à la difficulté de reconnaître la preuve d'une tumeur cancéreuse dans le cerveau, surtout de déterminer le point précis qu'elle occupe; si l'on considère que l'opération du trépan et l'extirpation d'une tumeur située dans l'épaisseur de la substance cérébrale constitue une des plus périlleuses opérations de la chirurgie, on sera fort disposé à penser que les maladies que nous étudions ici attendront longtemps encore avant que l'art ne soit parvenu à découvrir le secret de leur guérison. »

FIN.

Paris. A. Parent, imprimeur de la Faculté de Médecine, rue Mr-le-Prince, 31.

Tableaux synoptiques d'observations de Tumeurs du Cervelet.

Observations.	Sexe et âge	Siège de la Tumeur.	Nature de la Tumeur.	Troubles de la Motilité.	Troubles de la Sensibilité.	Troubles digestifs.	Troubles sensoriels.	Durée.	
Mr. Léveilhé, Thèse de Paris. 1824.	Garçon 6 ans.	Lobe droit du Cervelet.	Tubercules enkystés ramollis.	Affaiblissement des membres supérieurs et inférieurs. Tête portée à gauche.	Douleurs de tête très violentes à la suite d'une chute sur la tête.		Affaiblissement et perte de la vue.	10 mois.	Vers la fin Diarrhée chronique. Mort subite.
Elliston, Gazette Médicale. 1837.	Garçon 5 ans.	Les deux lobes du Cervelet.	Épanchement de matière tuberculeuse.	Marche difficile. Balancement de la tête. Mouvements spasmodiques des lèvres et des membres supérieurs.	Céphalalgie générale.		Amaurose.	8 mois.	Tuberculisation abdominale et pulmonaire. Mort rapide à la suite de convulsions.
Mr. Payand Gazette hebdom. 1841.	Jeune homme 17 ans.	Lobe cerebelleux gauche.	Tubercule volumineux autour duquel la substance cérébelleuse est ramollie.	Affaiblissement des membres inférieurs.	Céphalalgie occipitale continue.		Pupilles dilatées. A la fin de la maladie cécité complète.	5 mois.	La mort est survenue à la suite de syncopes répétées.
Mr. Andral. Clinique T. V.	Homme 29 ans.	Toute la hauteur du lobe droit du Cervelet.	Épanchement de matière tuberculeuse.	Affaiblissement des membres supérieur et inférieur du côté gauche.	Céphalalgie générale depuis 3 ans, plus vive à l'occiput.		Pupilles fortement contractées. Amaurose.	3 ans.	Tubercules au sommet du poumon. Mort à la suite d'une péritonite aiguë.
Mr. Grisolle. Archiv. de la Soc. de médic. de Bo. N°. 212	Homme 24 ans	Bord postérieur du lobe droit. Centre du lobe gauche et une circonvolution du lobe moyen.	Masses tuberculeuses.	Marche difficile. Parole embarrassée. Mouvements convulsifs.	Céphalalgie générale.		Amaurose.		Mort sans convulsions.
Mr. Tailhé. Société de biologie. 1850.	Homme 37 ans.	Lobe droit du cervelet.	Tumeur arrondie, occupant toute l'épaisseur du lobe, à 2 ou 3 morceaux de la matière tuberculeuse.	Hémiplégie à droite.	Douleurs de tête à la suite d'une chute sur la tête. Sensibilité du côté droit, augmentée.		Pupilles inégalement dilatées. Œil droit dirigé en haut et en dehors.	2 ans ½	infiltration tuberculeuse dans les poumons

Lith. de Sébel, Berrone, Cité du Commerce 10-14.

Observations	Sexe et âge.	Siège de la Tumeur.	Nature de la Tumeur.	Troubles de la Motilité.	Troubles de la Sensibilité.	Troubles digestifs.	Troubles sensoriels	Durée	
Mr Lala, Bulletin de la Société anatom. 1855.	Garçon 13 ans	Partie postérieure du lobe gauche du Cervelet.	Tumeur tuberculeuse.	Pas de troubles de la motilité.	Céphalalgie depuis plus de 3 mois.		Pupilles dilatées. Yeux tournés en haut. Amaurose.	5 mois	Mort rapide.
Mr Gros Société anatom. (Décembre) 1859.	Garçon 5 ans.	Partie moyenne du Cervelet et ventricules latéraux.	Tumeur tuberculeuse sphérique. Plus d'un litre de sérosité dans les ventricules.	Marche d'abord chancelante puis impossible. Embarras de la parole. Mouvts convulsifs. Contracture dans le bras droit.	Céphalalgie générale.	Vomissements intermittents.	Amaurose.	11 mois.	Augmentation considérable du volume de la tête. Écoulement séropurulent par l'oreille droite. Intelligence affaiblie.
Mr Millard Société anatom. 1857.	Garçon 4 ans.	Hémisphère gauche du cervelet.	Masse tuberculeuse. Hydrocéphalie.	Station debout impossible. Mouvements libres dans couché. Parole lente et traînante.	Céphalalgie occipitale opiniâtre.	Vomissements et constipation.	Pupilles dilatées. Vue conservée.		
Mr Campana, Société anatom. 1860.	Homme 36 ans.	Toutes les parties du cervelet.	Grand nombre de Tubercules crus.	Marche impossible. Paresse pour faire des mouvements mais non impuissance.	Pas de céphalalgie mais expression pénible du visage quand on imprime un mouvement brusque à la tête.		Strabisme variable en divers sens, mais passager.	5 mois.	Mort subite sans aucune espèce d'agonie.
Mr Vulpian Société de biologie 1861.	Jeune homme 15 ans.	Lobe droit.	Tumeur tuberculeuse irrégulière adhérant à la dure-mère.	Difficulté de la station et de la marche. Tendance à la rotation de droite à gauche. Accès épileptiformes.	Céphalalgie occipitale, intense, avec exacerbations.	Quelques vomissements.	Vue assez nette de l'œil droit, perdue complètement de l'œil gauche.	63 jours.	
Dr Briston The Lancet 1861.	Garçon 10 ans.	Partie supérieure du lobe gauche.	Masse tuberculeuse.	Marche difficile. Mouvements convulsifs.	Céphalalgie occipitale.	Vomissements incoercibles.	Amaurose.	5 mois.	Mort par suite des progrès d'une phtisie aiguë.

III.

Observations.	Sexe et âge.	Siège de la Tumeur.	Nature de la Tumeur.	Troubles de la motilité.	Troubles de la sensibilité.	Troubles digestifs.	Troubles sensoriels.	Durée.	Complications et Accidents ultérieurs.
Mr Legrand. Société anatom. 1861.	Garçon 15 ans.	Lobe droit.	Tubercule avec ramollissement autour.	Marche chancelante (vertiges) — tendance à tourner de droite à gauche. Réponses lentes. Commissure labiale abaissée du côté droit.	Céphalalgie occipitale avec exacerbations, s'irradiant vers les tempes, le front & la nuque.		Amaurose de l'œil gauche d'abord, puis de l'œil droit.	24 mois.	Mort dans le coma.
Mr Colin, Soc. anatom. 1861.	Homme 23 ans.	Membranes et pulpe cérébelleuse à droite.	6 Tubercules venant des membranes et comprimant le cervelet. Un 7e dans la pulpe. Hydrocéphalie.	Extrême lassitude. Hémiplégie faciale qui à la dernière période s'étend aux membres droits.	Céphalalgie tantôt pariétale rarement occipitale, surtout frontale avec des exacerbations très intenses.		Troubles de la vision qui en trois jours arrivent à l'amaurose.	15 jours.	Délire. Terreur indéfinissable qu'éprouva le malade pendant la nuit, mort dans le coma. Granulations et caverne au sommet gauche.
Mr Cazin Sociét. anatom. 1862.	Homme 45 ans.	Lobe médian et bord du lobe gauche.	Plusieurs tumeurs tuberculeuses autour desquelles la substance du cervelet est détruite.	Diminution de l'activité musculaire des 2 côtés. Tête portée à gauche par une contraction tonique des muscles du col.	Céphalalgie sous-occipitale.		Vue conservée		Mort dans le coma. Tubercules au sommet droit.
Mr Worms Société anatom. 1862.	Jeune homme 14 ans.	Membranes et hémisphère droit.	Tumeur tuberculeuse venant des membranes et s'étant creusée une cavité dans le lobe droit.	Affaiblissement des forces. Tremblement général dans la station debout mouvements réguliers.	Céphalalgie occipitale, intermittente au début, puis continue.		Dilatation considérable et permanente des pupilles. Affaiblissement de la vue.		Mort dans le coma. Poumons criblés de tubercules ramollis. Petites cavernes au sommet.
Mr Laborde Société anatom. 1863.	Garçon 14 ans.	Face inférieure du lobe droit. Protubérance. Rein droit.	Tubercules comprimant le glosso-pharingien, le pneumogastrique et le grand hypoglosse. Tubercules. (protub. et rein).	Titubation. Tendance au recul. Incurvation du tronc à droite. Paralysie faciale droite. Parole embarrassée.	Céphalalgie occipitale. Douleurs lancinantes aux membres inférieurs.	Vomissements deux ou trois fois par jour.	Strabisme gauche et dilatation pupillaire. Amblyopie légère.	4 mois.	A la fin paralysie de l'œsophage et du pharynx. Mort dans le marasme.
Mr Hortoloup Société anat. 1862.	Jeune fille 9 ans ½.	Lobe droit.	2 Kystes pleins de pus verdâtres réunis par une tumeur tuberculeuse.	Marche incertaine. Accidents tétani formes dabord éloignés puis très fréquents.	Maux de tête très violents.	Quelques vomissements bilieux et alimentaires.	Pupilles un peu dilatées. — Pas de troubles de la vision.	4 mois.	Mort dans une attaque convulsive. Tubercule crétacé dans le poumon droit.

Observations	Sexe et âge.	Siège de la Tumeur.	Nature de la Tumeur.	Troubles de la Motilité.	Troubles de la Sensibilité.	Troubles digestifs	Troubles sensoriels	Durée.	
Mr Dupuy, Compte-rendu et mémoire de la société de biologie. 1857.	femme 28 ans.	Lobe cérébelleux gauche.	Collection de pus verdâtre.	Marche pénible et chancelante. Tête portée en arrière dans les derniers jours.	Céphalalgie occipitale.	Vomissements fréquents.	Pupille droite dilatée de temps en temps.		Écoulement purulent par l'oreille droite depuis l'enfance. Léger délire dans les derniers jours.
Mr Robert – Société anat. 1864.	Garçon 4 ans.	Face inférieure du lobe gauche.	Masse tuberculeuse adhérant à la dure mère et plongeant dans le lobe cérébelleux. Hydrocéphalie.	Marche chancelante, incertaine, station debout très difficile.	Céphalalgie au début et à la fin. Hallucinations.	Vomissements au début et à la fin.	Amaurose.	8 mois	Tête augmentée de volume. Poumons congestionnés. Un ganglion bronchique converti en tubercule.
Abercrombie.	Fille 9 ans.	Lobe gauche du cervelet.	Abcès considérable communiquant avec la cavité de l'oreille.	Marche chancelante. Légères convulsions.	Douleur intense au front. Une fois seulement à l'occiput.	Quelques vomissements.	Ni strabisme ni cécité mais regard abattu.		Mort subite en conservant toutes les facultés.
Mr Andral. Clinique t. v.	Fille 19 ans.	Hémisphère gauche du cervelet un peu au-dessus de la face supérieure.	Kyste (œuf de poule), rempli de pus verdâtre. Parois de tissu cellulo fibreux.	Hémiplégie droite. Membre supérieur droit contracturé et très sensible.	Douleur occipitale très vive par accès, diminuant de la tête est portée à gauche et en avant.	Vomissements pendant les derniers jours.	Pas de troubles de la vision.	2 mois	Convulsions d'abord dans les muscles du col bientôt générales. Mort dans une espèce d'asphyxie.
Mr Longer. Arch. de médec. 1828.	Homme 21 ans.	Les deux lobes du cervelet.	Dépôts tuberculeux.	Marche d'abord difficile puis impossible. Embarras de la parole.	Céphalalgie occipitale.	Vomissements.		6 mois.	Mort dans le coma.
Mr Rayer. Traité de maladies des reins. t. III.	Homme 40 ans.	Lobe droit.	Cavité remplie de pus.	Résolution des membres. Parole embarrassée. Tête inclinée à droite.	Céphalalgie continue. Éblouissements et vertiges		Pupilles dilatées et immobiles.	9 mois	Mort dans le coma.

Observations.	Sexe et âge.	Siége de la Tumeur.	Nature de la Tumeur.	Troubles de la motilité.	Troubles de la sensibilité.	Troubles digestifs.	Troubles sensoriels.	Durée.	
Mr Andral, Clinique t. V.	Femme 31 ans.	Lobe droit.	Vaste foyer purulent. Ramollissement des 2/3 de ce lobe.	Affaiblissement des membres supérieurs et supérieur et inférieur gauche. Après un mois hémiplégie gauche.	Céphalalgie du côté droit. Étourdissements.		Pupilles peu dilatées. Amaurose complète, 5 semaines après les 1ers accidents.		Mouvements convulsifs des membres paralysés. Délire. Coma et mort rapide.
Mr Fauvel, Société médic. d'observations n° 218.	Homme 23 ans.	Lobe droit.	Cavité purulente du volume d'un œuf de poule.	Affaiblissement des membres supérieurs et inférieurs gauche. Tête immobile.	Céphalalgie datant d'un an.		Amaurose d'abord à l'œil gauche et dans les 2 derniers mois amaurose complète.	2 ans 1/2	Mort dans le coma, sans convulsions.
Mr Dumont. Soc. anatom. 1859.	Jeune homme 17 ans.	Partie supérieure et interne de l'hémisphère droit et un peu l'hémisphère gauche.	Abcès contenant 2 cuillerées d'un pus jaune, non fétide, absence d'enveloppe épaissie en fausse membrane.	Résolution générale alternant avec des mouvements involontaires sur place. Mâchoires serrées par un trismus continu.	Sensibilité générale, peut être un peu augmentée. Quelques plaintes inarticulées.		Pupilles dilatées. Regard fixe et terne.	15 jours.	Intelligence endormie. A la fin, toute excitation a cessé. Mort dans le marasme.
Mr Andral, Clinique t. V.	Petite fille 20 mois.	Lobe droit.	Kyste (noisette), contenant de petites concrétions irrégulières, (tissu osseux) plongées dans un tissu comme gélatineux.	Mouvement de la tête qui se balance sans cesse de droite à gauche et de gauche à droite.	Elle ne semble point souffrir.			4 mois.	Mort à la suite d'une abondante diarrhée.
Lebert. Anat. pathol.	Jeune homme 19 ans.	Surface antérieure.	Kyste avec sérosité claire et abondante se continuant avec une tumeur dure lardacée. Parois de tissu fibreux.	Démarche pareille à celle de l'ivresse. Accès épileptiformes.	Maux de tête de plus en plus fréquents à la région occipitale.	Nausées & Vomissements.	Pupilles immobiles. Amauroses. La vue s'améliore un peu dans les derniers jours.	2 ans	Mort subite.
Childs de New-York Union médicale 1858.	Femme 23 ans.	Partie centrale du Cervelet.	Caillots anciens, durs (noix) enkystés.	Marche d'abord chancelante, puis impossible.	Céphalalgie occipitale vive.	Vomissements fréquents.		2 ans.	Mouvements convulsifs à la dernière période.

Observations	Sexe et âge	Siége de la Tumeur	Nature de la Tumeur	Troubles de la motilité	Troubles de la sensibilité	Troubles digestifs.	Troubles sensoriels	Durée	
James Turnbull. The Liverpool. Med. Chirurg. Journ.	homme 32 ans.	Hémisphère cérebelleux droit.	Kyste séreux de la grosseur d'un oeuf de pigeon.	Affaiblissement général.	Céphalalgie violente se propageant vers la région de la nuque, surtout à droite.	Quelques vomissements.	Pupilles égales. Vue diminuée à droite.	6 semaines	Mort subite au milieu d'un repas.
Blin. Société anatom. 1851.	femme 23 ans	Surface du lobe cérébuleux gauche.	Kyste séreux	Marche difficile sans paralysie.	Céphalalgie occipitale. Bourdonnement.	Vomissements	Vue affaiblie	2 mois	Mort presque subite avec contracture des extrémités.
M. Laborde. Union médicale 1859 N°. 137.	homme 29 ans	Lobe cérébuleux droit.	Kyste sans membrane propre. Liquide coagulable par l'acide nitrique contenant de gros corpuscules (suppuration) et 553 tubercules nouveaux.	Marche hésitante, mouvement de la tête de droite à gauche et vice-versâ.	Céphalalgie vive au côté gauche et dans la région occipitale.	Nausées suivies de vomissements réitérés.	Amaurose. Ouïe affaiblie.		Mort rapide dans la stupeur après une crise.
M. Hérard. Union médicale 1860 N°. 93	homme 55 ans.	Surface inférieure.	Kyste membraneux d'un liquide jaune citron. 90 globules sang., pas d'échinocoques coagulable par l'acide nitrique.	Marche analogue à celle de l'ivresse. Trouble des mouvements de la main droite.	Céphalalgie très intense surtout dans les mouvements de la tête.	Vomissements incessants un mois après les premiers symptômes.		8 mois	Mort dans la coma. apoplexie sanguine dans les poumons. Antécédents. Usages immodérés du vin. Suppression d'hémorrhoïdes
M. Marcé. Société anatom.	Vieillard.	Surface inférieure	Kyste avec membrane complète de tissu connectif. Liquide transparent avec corpuscules anglacés.	Pas de troubles de la motilité					Cet homme était à Bicêtre depuis 4 ans avec l'intelligence un peu affaiblie.
M. Bousseau Thèse 1868.	femme 31 ans.	4e. ventricule. Contre du lobe droit.	Deux tumeurs à parois de tissu conjonctif. Liquide séreux jaunâtre; pas d'échinocoque	Faiblesse du côté gauche. Démarche chancelante (ivresse) accès épileptiformes,	Céphalalgie atroce.	Vomissements incoercibles et légère constipation.	Pupilles dilatées. Vue affaiblie névro-rétinite. (ophtalmoscope)	2 ans	Mort dans le coma.

Observations	Sexe et âge	Siège de la Tumeur	Nature de la Tumeur.	Troubles de la Motilité	Troubles de la Sensibilité	Troubles digestifs.	Troubles Sensoriels.	Durée	
Mr. Hemey, Gazette des Hôpitaux Juin 1866	femme 28 ans	Face inférieure du lobe droit du Cervelet.	Tumeur fibro-plastique	Station debout et marche impossible. Tête portée en arrière.	Céphalalgie très vive, surtout au front du côté droit.	Vomissements le matin.	Amaurose. Cataracte, oeil gauche atrophie de nerfs optiques. Surdité.		a la fin Cyanose générale Perte de connaissance et mort.
Mr. Charon, Société de Biologie. 1851	femme 48 ans	Lobe droit.	Tumeur fibreuse.	Résolution générale. Un peu de déviation de la langue.	Céphalalgie occipitale très vive.	Nausées suivies de vomissements.	Affaibliss^t de la vue.		
Mr. Cruveilhier Soc. anatom. 1855.	homme 47 ans.	Fosse cérébeleuse gauche.	Tumeur fibreuse comprimant le cervelet et les pneumogastriques	Marche avec lenteur. Faiblesse du côté gauche. Dysphagie. Parole gutturale.	Céphalalgie temporale permanente avec exacerbations			3 ans.	
Obs. de Bayle citée dans le mémoire de Lebert lue à la Société anat. 1856.	homme 33 ans	Lobe droit,	Tumeur grosse comme une noix.	Démarche chancelante comme celle de l'ivresse.	Douleurs sourdes lancinantes à la région occipitale droite, durant depuis très longtemps.				Mort rapide.
Jobert de Lamballe Etude sur le système nerveux. Journal de M. Brown-Sequard.	femme 31 ans.	Lobe gauche et 4e ventricule.	Tumeur fibreuse multilobée. (oeuf de perdrix).	Marche chancelante. Hémiplégie à droite puis à gauche. Déglutition difficile. Tête portée à droite.	Céphalalgie occipitale, hyperesthésie à droite, puis à gauche.	Vomissements fréquents.	Pupille droite dilatée. Vue affaiblie.	8 mois.	
Mr. Roché Soc. anatom. 1859		Lobe gauche.	Tumeur comprimant le pédoncule moyen.	La marche était encore possible la veille de son entrée à l'hopital.	Céphalalgie à gauche avec exacerbations.	Nausées suivies de vomissements.			Mort subite pendant la nuit de son arrivée.

Observations.	Sexe et âge.	Siège de la Tumeur.	Nature de la Tumeur.	Troubles de la Motilité.	Troubles de la Sensibilité.	Troubles digestifs.	Troubles sensoriels.	Durée.	
Compte-rendu et mémoires de la Société de biologie. 1850.	femme 38 ans	Lobe droit	Tumeur fibreuse.	Marche difficile. Mouvements convulsifs surtout dans les membres droits.	Céphalalgie occipitale.		Amaurose.		
M^r. Penard, Soc. anatom. 1846.	femme 45 ans.	Face inférieure à gauche.	Tumeur fibro-plastique. (Robin).	Marche chancelante. Affaiblissement du côté gauche.	Céphalalgie occipitale.	Vomissements opiniâtres	Commencement d'amaurose.		
M^r. Bouchut. Gazette des hôpitaux.	Garçon 10 ans.	Lobe droit.	Tumeur fibroïde dure, oïde	Affaiblissement des membres inférieurs. Convulsions depuis 6 mois.	Céphalalgie occipitale intermittente avec perte de connaissance.		Pupilles dilatées. Amaurose.	1 an	Mort subite.
M^r. Martineau. Société anatom. 1859.	homme 60 ans.	Lobe moyen & 4e ventricule.	Tumeur noirâtre dure et ferme. (Pas d'examen microscopique)	Marche difficile. Difficulté pour avaler les liquides qui passent par le nez.	Céphalalgie violente générale.		Pupilles normales Vue conservée.		Érections fréquentes avec éjaculation. À la fin orthopnée cyanose des lèvres et des extrémités. Mort.
M^r. Duchenne de Boulogne.	femme 21 ans.	Face inférieure de chaque côté. Face supérieure du corps calleux.	Tumeurs fibro-plastiques sphériques.	Marche difficile, chancelante, comme celle de l'ivresse.	Céphalalgie frontale.	Vomissements pendant 15 jours au début de la maladie.	Pupilles dilatées et immobiles. Amaurose. Névrorétinite diagnostiquée à l'ophthalmoscope. Surdité de l'oreille gauche.		Habitudes de masturbation.
M^r. de Grammont. Gazette des Hôpitaux. 1861.	femme 38 ans.	Partie antéro-inférieure du lobe gauche.	Tumeur fibreuse.	Marche chancelante comme celle de l'ivresse.	Céphalalgie violente surtout à gauche.	Vomissements fréquents.	Pupilles dilatées mais mobiles. Amaurose. Névrite optique diagnostiquée à l'ophthalmoscope. Surdité et perte de l'odorat.		Elle avait fait une chute sur la nuque, il y avait 7 ans.

Observations	Sexe et âge.	Siège de la Tumeur.	Nature de la Tumeur.	Troubles de la Motilité.	Troubles de la Sensibilité.	Troubles digestifs.	Troubles sensoriels.	Durée.	
Mr. Leroux J.J. Cours sur les géné. de méd. prat. t. II Paris 1825.	Homme 25 ans.	Lobes postérieurs du cerveau et du cervelet.	Masses d'hydatides de la grosseur d'un œuf de poule.	Affaiblissement musculaire.	Céphalalgie continue.	Vomissements fréquents.			
Ferrar Canstatt's Jahresbericht t. I page 39 1842.	Homme 23 ans.	Lobe postérieur du cerveau et lobe gauche du Cervelet.	Grande Tumeur cystique qui en contenait d'autres grosses comme des grains de raisin.	Sidération rapide des forces. Crampes.	Céphalalgie.				
Kobér Ibid.	Homme 25 ans.	4e ventricule & Cervelet.	Tumeur vésiculaire d'acéphalocystes.	Paralysie des membres Parole embarrassée.	Céphalalgie périodique. (Type quarte.)		Cécité disparaissant pendant une maladie du cuir chevelu puis revenant après		
Archives de médecine 1838.	Enfant 5 ans.	Lobe droit.	Tumeur. Ramollissement du lobe gauche.	A marché très tard. Affaiblisst des membres gauches, puis droits.	Céphalalgie générale.	Vomissements périodiques. D'abord tous les 2 jours, puis tous les 4 Jours.	Amaurose.		
Mr. Galesowski Archives de médecine 1868.	Jeune homme 16 ans.	4e ventricule & organes voisins.	Sarcome — Névro-rétinite.	Station debout impossible. Titubation cérébelleuse. (ivresse, paralysie faciale).	Céphalalgie opiniâtre, partie antérieure et postérieure de la Tête.	Vomissement plusieurs fois par jour.	Vue trouble. Strabisme convergent. Le malade voit double. A l'Ophtal. diagnostic de la névro-rétinite.	2 ans ½	
Mr. Galesowski Ibid.	Garçon 24 ans.	Fosse cérébelleuse droite en arrière et lobe correspondant.	Tumeur rouge foncé. Cancer.	Affaiblissement. Accès épileptiformes	Céphalalgie occipitale.		Amaurose Névrite optique arrivée à l'atrophie. Pupilles dilatées et immobiles		Le malade a fait une chute sur la nuque dans un grenier.

Observations	Sexe et âge.	Siége de la Tumeur.	Nature de la Tumeur.	Troubles de la Motilité	Troubles de la sensibilité	Troubles digestifs.	Troubles sensoriels.	Durée.	..
M. Albo Thèse 1864.	fille 16 ans	Lobe droit	Tubercule enkysté gros comme une noix.	Marche chancelante portée vers la gauche. Tête inclinée sur l'épaule gauche.	Céphalalgie occipitale très violente, surtout le soir.	Vomissements pendant 3 jours.	Pupilles dilatées. Amaurose.		Mort dans une syncope. Tubercule dans le 4e ventricule
M. Albo Thèse 1864	Garçon 14 ans ½	(1) Lobule du bulbe rachidien et face inférieure du lobe droit. (2) moitié droite de la protubérance	(1) Tubercule gros comme une noix. (2) Petit tubercule.	Marche difficile et irrégulière. Titubation et tendance au recul. Incurvation du tronc à droite.	Céphalalgie occipitale intermittente.	Vomissements.			Mort dans le coma. La parole avait été lente et embarrassée. Hydrocéphalie.
M. Barrier Maladie des Enfants.	Enfant 4 ans.	Lobe médian	Tubercule	Progression chancelante. Rotation des membres, pas de réponses.	Céphalalgie				Tubercules dans les poumons.
ibid.	Enfant 3 ans	Lobe médian	Épanchement de matière tuberculeuse. (œuf de poule)	La station n'a pas été possible. L'enfant ne parle plus.	Sensibilité exagérée à gauche		Strabisme ancien		Ophtalmie purulente et fonte des globes oculaires.
M. Vingtrinier archives de médecine. t. V. 1824 p. 80.	femme 35 ans.	Lobe droit atrophié.	Tumeur.	Pas de gêne du mouvement.	Céphalalgie.		Amaurose.		
M. Mazier Société de biologie. 1850 p. 102.	homme 38 ans.	Lobe droit.	Tumeur.	Contracture du côté droit. Perte de la parole. Accès épileptiformes.	Céphalalgie.				Mort dans un accès.

www.ingramcontent.com/pod-product-compliance
Ingram Content Group UK Ltd.
Pitfield, Milton Keynes, MK11 3LW, UK
UKHW021115220726
13924UKWH00004B/1725